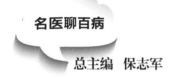

名医聊百病

总主编 保志军

细说幽门螺杆菌

EXPERTS' IN-DEPTH GUIDE TO HELICOBACTER PYLORI

主　编　保志军

副主编　尹曙明　黄一沁

世界图书出版公司

上海·西安·北京·广州

图书在版编目(CIP)数据

细说幽门螺杆菌 / 保志军主编. —上海：上海世
界图书出版公司，2021.8（2022.8重印）
（名医聊百病）
ISBN 978-7-5192-8709-2

Ⅰ. ①细… Ⅱ. ①保… Ⅲ. ①幽门螺旋菌－螺杆菌感
染－防治 Ⅳ. ①R573.6

中国版本图书馆CIP数据核字（2021）第122211号

书　　名	细说幽门螺杆菌	
	XiShuo YouMen LuoGan Jun	
主　　编	保志军	
责任编辑	陈寅莹	
装帧设计	南京展望文化发展有限公司	
出版发行	上海世界图书出版公司	
地　　址	上海市广中路88号9-10楼	
邮　　编	200083	
网　　址	http://www.wpcsh.com	
经　　销	新华书店	
印　　刷	江阴金马印刷有限公司	
开　　本	787 mm × 1092 mm　1/16	
印　　张	7.25	
字　　数	120千字	
版　　次	2021年8月第1版　　2022年8月第2次印刷	
书　　号	ISBN 978-7-5192-8709-2/R·594	
定　　价	46.00元	

编 委 名 单

主　编　保志军
副主编　尹曙明　黄一沁
编　者　（按姓氏笔画排序）

　　　　尹曙明　李忠扩　邹　健　张　帆
　　　　张　艳　张赣生　陈　洁　季大年
　　　　胡晓娜　保志军　黄一沁　董方元

前　言

　　1982 年，当澳大利亚皇家佩斯医院的两位医生巴里·马歇尔（Baley Marshall）（内科住院医生）和罗宾·沃伦（Robin Warren）（病理科医生）从胃炎患者的胃窦黏膜中分离并培养出一种螺旋形、微需氧的微生物时，或许未曾预料，这个帮助他们荣膺 2005 年度诺贝尔生理学或医学奖的细菌，足以颠覆人类对一些传统疾病的认识。

　　当时人们的传统观点认为：无酸便无溃疡，胃酸有杀菌作用，胃内不适合细菌生长。巴里·马歇尔和罗宾·沃伦于 1983 年 2 月将一篇题目为 "Spiral bacteria in gastritis and associated disease（在胃炎和相关疾病中的螺旋菌）" 的论文摘要投送至澳大利亚胃肠病学年会，随后不出所料，他们的摘要遭到大会秘书处的拒绝。多年后，成名的巴里·马歇尔每次在做相关演讲报告时均会风趣地自嘲说："我当时是一个名不见经传的小人物（内科轮转医生），这样的发现应该大人物报道才有人相信。"

　　机会赐福于"有准备的头脑"。巴里·马歇尔和罗宾·沃伦对于幽门螺杆菌的发现，之后被越来越多的研究所证实，开创了一个伟大的时代，具有里程碑的意义，使得原本慢性、复发性消化性溃疡成为一种根除幽门螺杆菌后就能彻底治愈的疾病，1994 年世界卫生组织把幽门螺杆菌列为 I 类致癌因子。目前研究发现，幽门螺杆菌感染还与一些胃肠外疾病（例如：缺铁性贫血、心脑血管病、非酒精性脂肪肝等）具有相关性，幽门螺杆菌感染及其相关疾病的防治在全球范围已得到推广，迄今全球已发表幽门螺杆菌相关文献超过 4 万篇。鉴于幽门螺杆菌的危害性，国际、国内相继发表了一系列重要共识报告，尤其国际上最新的《幽门螺杆菌胃炎京都全球共识》和《幽门螺杆菌感染处理的马斯特里赫 -5/ 佛罗伦萨共识》均将幽门螺杆菌胃炎定义为一种感染（传染）性疾病，根除幽门螺杆菌可作为胃癌一级预防措施。

我国是幽门螺杆菌感染大国，约有一半人口感染幽门螺杆菌，同时我国亦是胃癌高发国家之一，每年胃癌新发病例数约为 41 万例。因此，幽门螺杆菌感染及其相关疾病是我国重要的卫生健康问题。然而我国幅员辽阔，人口众多，经济发展与医疗资源不平衡。尽管经过多年的努力，我国人群中的幽门螺杆菌感染率有一定程度下降，但幽门螺杆菌感染及其相关疾病的防治工作依然任重道远。中华医学会消化病学分会在充分借鉴学习国际共识的基础上，结合我国国情，于 2017 年 6 月制定并发布了国内最新的《第五次幽门螺杆菌感染处理共识报告》，以指导和规范国内幽门螺杆菌相关疾病的防治工作。同时广大医务工作者也意识到，要防控这样一种高感染率的细菌传染，离不开人民群众的支持。当前人们的健康意识越来越高，自发或单位组织的定期健康体检越来越普及，幽门螺杆菌检查也纳入部分体检套餐中，面对阳性的报告单，受检者心中可能会产生诸多疑惑：什么是幽门螺杆菌？感染了幽门螺杆菌会得胃癌吗？幽门螺杆菌感染能治好吗？治好后还会再感染吗？家中成人感染了幽门螺杆菌，要带孩子去检查吗？

为了解答上述疑问并纠正一些理解上的误区、普及幽门螺杆菌感染的相关知识、推广幽门螺杆菌相关疾病的防治工作，我们利用上海市老年医学临床重点实验室平台，组织复旦大学附属华东医院具有丰富临床经验的消化科医师，编写了这本科普读物。本书使用通俗易懂的语言，通过图文并茂的形式，深入浅出地阐释大家关心的话题，详细介绍了幽门螺杆菌的基本概念、相关疾病、诊断、治疗及其预防等方面的相关知识，相信对广大群众，尤其幽门螺杆菌感染者正确认识幽门螺杆菌感染，并积极配合医师的诊治有所帮助。编写这本书参考了目前国内外最新的研究成果和共识指南，这本书也适合基层医务人员参考。

由于本书编写时间仓促，难免有不足和错漏之处，敬请读者批评指正。

保志军

2021 年 4 月

目　录

第一部分 幽门螺杆菌的前世今生

1. 居住在胃内高酸环境中
   长期被认为不可能存在 2

2. 治疗史上经历了"二次革命"
   消化性溃疡反复发作的元凶 5

3. 有致病毒力因子
   细菌的形态会发生变化 7

4. 人是最主要的传染源
   知晓 5 种传播方式 9

5. 胃镜检查与幽门螺杆菌感染
   胃镜检查不会成为传染源 11

6. 关于我国幽门螺杆菌感染的流行病学特点
   感染率随年龄增长而增加 11

7. 奇妙的外形结构与致病性的关系
   一旦感染很难自愈 13

第二部分 幽门螺杆菌与相关疾病

1. 感染概率高，大都无症状
   我国平均每两人中就有一个感染者 18

2. 幽门螺杆菌与胃癌的关系
   未感染者很少发生胃癌 19

3. 萎缩、肠化生、异型增生（上皮内瘤变）

三个概念必须知道 　　　　　　　　　　　　　20

4. 消化性溃疡的形成

溃疡发生癌变的报警症状 　　　　　　　　　　22

5. 幽门螺杆菌感染是消化性溃疡形成的重要病因

预防复发必须根除幽门螺杆菌 　　　　　　　　23

6. 胃的癌前疾病和癌前病变

概念不同，不能混淆 　　　　　　　　　　　　24

7. 胃黏膜相关淋巴组织淋巴瘤

根除治疗幽门螺杆菌是一线治疗方案 　　　　　25

8. 幽门螺杆菌与肠道疾病

增加了结肠癌的危险性 　　　　　　　　　　　26

9. 幽门螺杆菌的危害不仅限于胃肠

与它有瓜葛的疾病还真不少 　　　　　　　　　26

10. 口腔里的幽门螺杆菌

是口臭的重要原因 　　　　　　　　　　　　　29

11. 感染后一定对人体有害无益吗？

对一些疾病起到了神奇的"保护作用" 　　　　　30

第三部分　幽门螺杆菌的诊断

1. 幽门螺杆菌感染的诊断方法

具体选择哪一种检查方法很有讲究 　　　　　　34

2. 快速尿素酶试验

具有简便、快速、经济等优点 　　　　　　　　35

3. 组织学检测幽门螺杆菌

可同时评估感染及胃黏膜病理变化情况 　　　　37

4. 幽门螺杆菌培养

　　费时、费力、费钱的检查，难以推广 37

5. 尿素呼气试验

　　需要知道的检查步骤和注意事项 38

6. ^{13}C-和 ^{14}C-尿素呼气试验的优缺点

　　^{13}C 无放射性，^{14}C 有极低量放射性 40

7. 粪便抗原检测

　　适用于所有人群，包括儿童、老人及孕妇 41

8. 血清学试验

　　不用作确诊或疗效的判断依据 41

9. 诊断幽门螺杆菌感染的"金标准"

　　三个"金标准"各有所长 42

10. 如何选择幽门螺杆菌的检测方法

　　先无创，后有创 43

11. 现症感染的诊断标准和根除标准

　　疗效评估最佳时间是疗程结束后 4～8 周进行 44

12. 哪些人需要进行幽门螺杆菌检测？

　　国际共识"如无意治疗就不要检测" 44

13. 检测过程中需要注意的事项

　　避免检查结果受到干扰的一些问题 45

第四部分　幽门螺杆菌的治疗

1. 感染了幽门螺杆菌都需要治疗吗？

　　国际共识在国内遭遇了"水土不服" 48

2. 国内的根除治疗指征

　　对获益较大的个体进行治疗 51

3. 溃疡愈合及复发与幽门螺杆菌有关

　　预防溃疡复发的重要措施　　　　　　　　　　　　　55

4. 根除幽门螺杆菌能预防胃癌吗?

　　幽门螺杆菌被列为 I 类致癌因子　　　　　　　　　55

5. 幽门螺杆菌根除治疗方案

　　选择根除方案，其实就是选择抗生素组合　　　　57

6. 青霉素过敏者根除治疗方案

　　尽可能提高初次治疗的根除率　　　　　　　　　59

7. 伴同疗法和序贯疗法

　　我国应用疗效均欠佳　　　　　　　　　　　　　61

8. 根除方案需要联合用药

　　根除率超过 80% 方可被推荐为可接受的方案　　62

9. 抗生素耐药性对根除的影响

　　耐药显著影响根除率　　　　　　　　　　　　　63

10. 抗生素如何杀菌

　　通过三种机制发挥杀菌作用　　　　　　　　　　64

11. 铋剂在根除方案中的作用

　　协同杀菌，克服耐药　　　　　　　　　　　　　66

12. 质子泵抑制剂在根除方案中的作用

　　为抗生素发挥作用创造最佳根除环境　　　　　　67

13. 质子泵抑制剂的种类和不良反应

　　是一种安全有效的药物　　　　　　　　　　　　69

14. H_2 受体拮抗剂能应用于根除方案中吗?

　　已不在根除方案中使用 H_2 受体拮抗剂　　　　71

15. 根除方案中药物的不良反应

　　建议在专科医生指导下采取相应措施　　　　　　72

16. 益生菌在根除幽门螺杆菌治疗中的作用

　　辅助用药，作用尚有争议　　　　　　　　　　　74

17. 甲硝唑的应用价值
    优化剂量可提高疗效 75

18. 四环素不良反应多，已被淘汰了吗?
    仍是一个安全、有效且价廉的好药 76

19. 利福布丁在根除方案中的应用
    用于 3 次根除失败后的方案 76

20. 根除治疗失败的原因
    由主客观多种因素造成 77

21. 避免根除失败的措施
    规范化治疗很重要 80

22. 根除方案的耐受性和依从性
    是评判根除方案优劣的重要参数 81

23. 什么是复发、再燃、再感染?
    区分概念利于指导治疗 82

24. 导致再燃的因素
    方案的根除率越高，再燃率越低 82

25. 导致再感染的因素
    尽量减少再次接触幽门螺杆菌的机会 83

26. 根除后又复发的治疗方案
    可以选择不同的根除方案 83

27. 选择根除方案时需要考虑的问题
    需要结合患者实际情况给予个体化治疗 84

28. 儿童幽门螺杆菌的感染及处理
    儿童检测和治疗的管控要比成人更严格 84

29. 老年人幽门螺杆菌的感染及处理
    获益—风险综合评估，个体化处理 85

30. 残胃人群幽门螺杆菌的感染及处理
    服药后体位改变具有良好的疗效及安全性 87

31. 基于药物敏感试验的根除治疗
　　费时、费力、费钱 　　　　　　　　　　　　　87

32. 免疫治疗
　　开始进入人体临床试验研究阶段 　　　　　　88

33. 中医中药治疗
　　清热解毒有疗效 　　　　　　　　　　　　　89

34. 食用大蒜有治疗幽门螺杆菌的作用吗？
　　体外有效，体内尚有争议 　　　　　　　　　90

35. 饮酒有治疗幽门螺杆菌的作用吗？
　　既不增加也不降低幽门螺杆菌感染的风险 　91

36. 面对幽门螺杆菌感染者，医生该如何正确应对
　　"见菌就杀""无症状不治疗"都是不规范的 　93

37. 哪些患者不宜根除幽门螺杆菌？
　　根除治疗也有例外 　　　　　　　　　　　　93

第五部分　幽门螺杆菌的预防

1. 一旦感染，伴您终生吗？
　　"伴您终生"并不可怕 　　　　　　　　　　96

2. 感染后的结局
　　感染后的疾病转归和结局难以提前预测 　　96

3. 幽门螺杆菌感染的家庭聚集现象
　　在我国非常普遍，应引起重视 　　　　　　96

4. 幽门螺杆菌感染的预防措施
　　注射幽门螺杆菌疫苗是最佳措施 　　　　　97

5. 口腔里的幽门螺杆菌
　　接吻增加幽门螺杆菌传染的机会 　　　　　98

6. 粪便里的幽门螺杆菌
   注意饮水及饮食卫生 99

7. 防止幽门螺杆菌在人群中传播
   各个层面需要共同努力 99

8. 免疫接种预防幽门螺杆菌
   有效的疫苗是预防感染的最佳措施 101

9. 关于胃癌，公众需要知晓的问题
   我国是胃癌高发国家 102

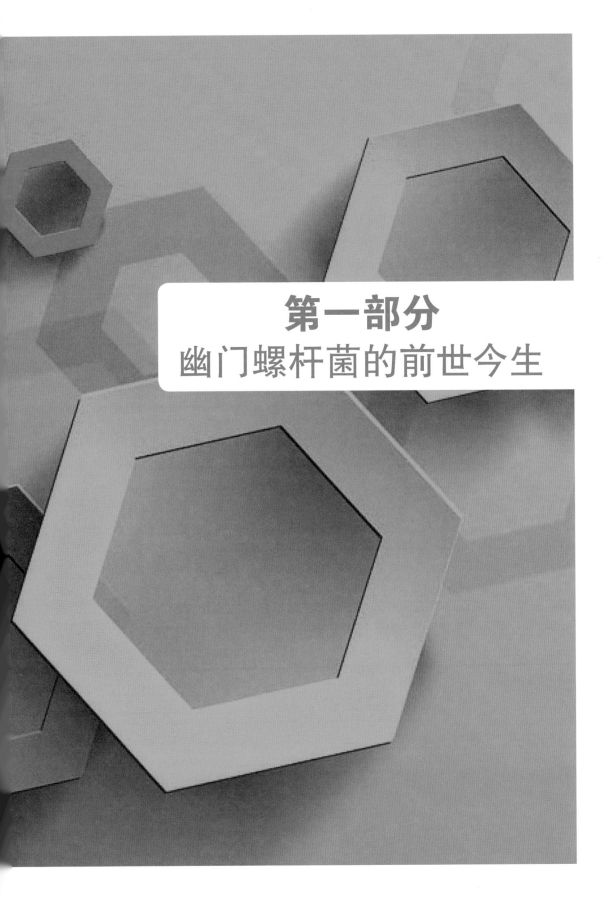

第一部分
幽门螺杆菌的前世今生

1. 居住在胃内高酸环境中
长期被认为不可能存在

胃上接食管，下通小肠，口、咽、食管和小肠等部位的细菌均可进入胃内。由于胃腔内酸度很高，在这种环境下，多数细菌均可被胃酸杀灭。目前研究已经确认，健康人胃内有 100 多个亚类的细菌，主要包括厚壁菌门、变形菌门、拟杆菌门和放线菌门等，幽门螺杆菌（图 1-1）属于变形菌门。相比之下，人们对于幽门螺杆菌以外的其他胃内细菌的了解相当有限。虽然胃酸不足以杀灭胃内所有细菌，但胃酸可以限制胃内微生物的过度生长，减少进入小肠的微生物数量并降低致病菌感染风险。

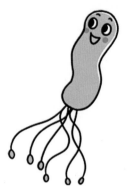

图 1-1　幽门螺杆菌

定植于胃液与胃黏膜的菌群构成和数量不尽相同。胃液内的菌群主要是过路菌，易受到饮水、食物和药物等因素的影响，变异性较大，对宿主胃部疾病的影响较小。而胃黏膜上的细菌大多已经适应胃内特殊的环境，吸附力较强，受外界干扰因素影响小，变异性小，对宿主胃黏膜的影响更直接，与疾病发生、发展和治疗关系也更为密切。

幽门螺杆菌常常分布在胃内的胃窦部，而胃体部和胃底部也有少量幽门螺杆菌，且幽门螺杆菌在胃内呈点状分布。幽门螺杆菌无论在胃窦部、胃体部还是在胃底部，其自然定居部位都在胃黏膜上皮细胞表面和胃黏液的底层（图 1-2）。

幽门螺杆菌要到达胃黏膜上皮细胞表面和黏液底层这个特殊的生态圈内进行定居，首先靠该菌的螺旋状形态，该形态为幽门螺杆菌能在黏稠的胃黏液中运动提供了基础，幽门螺杆菌鞭毛的摆动为幽门螺杆菌的运动提供了足够的动力，这样幽门螺杆菌才能快速穿过胃腔的酸性环境到达中性的黏液层中，并穿过黏液层，定居在胃黏膜上皮细胞表面。此外，幽门螺杆菌能在酸性环境中生存是其定居的关键，因为幽门螺杆菌能产生尿素酶和某些能抑制胃酸分泌的酶，使局部胃酸分泌减少，且尿素酶分解尿素产生碱性氨，在幽门螺杆菌周围形成"氨云"（图 1-3），中和胃酸后有利于它的定居。

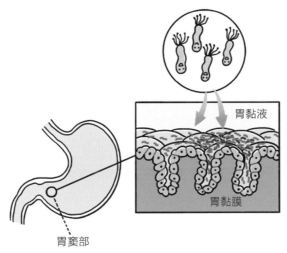

胃黏液

胃黏膜

胃窦部

图 1-2　幽门螺杆菌的定居部位

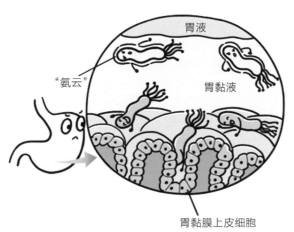

胃液

"氨云"

胃黏液

胃黏膜上皮细胞

图 1-3　幽门螺杆菌的定居部位及氨云

小知识

正常胃壁的结构是什么样的？

胃属于消化器官，它的外形类似一个 J 形的袋状肌性器官，上接食管，下接十二指肠，位于腹腔的左上方。胃的位置常因体型、体位、胃内容物的充盈情况等而有很大变化。矮胖体型者胃的位置较高，瘦长体型者则位置较低。胃是一个囊状器官，由上至下可分为六大部分：贲门、胃底、胃体、胃角、胃窦和幽门（图1-4）。胃部与食管连接的部位称为贲门，幽门是胃部与十二指肠连接处。这两个部位均有括约肌功能，可以防止食物的反流。

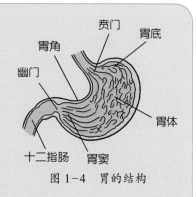

图1-4 胃的结构

　　正常的胃壁从内向外可以分为4层，即黏膜层、黏膜下层、肌肉层和浆膜层（图1-5）。成人胃黏膜表面积约为800 cm²，呈玫瑰色或浅灰红色，厚度不一，为0.3～1.5 mm。胃空虚时，胃腔内面呈粉红色，有许多不规则皱襞，皱襞由黏膜和黏膜下层突起形成，在胃小弯处呈纵行，有4～5条，食物可以沿着皱襞间的纵沟向十二指肠流动。胃充盈时，皱襞消失。胃壁的肌肉层较厚，由多层纵行肌和环行肌构成，有利于食物的机械性消化，也就是说有利于"磨碎"食物。浆膜位于胃的最外层，表面光滑，可以减少胃蠕动时产生的摩擦。

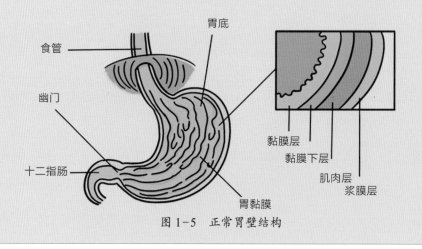

图1-5 正常胃壁结构

2. 治疗史上经历了"二次革命"
消化性溃疡反复发作的元凶

回顾消化性溃疡的治疗史，早在 1910 年施瓦茨（Schwarz）根据溃疡发生与胃酸接触，提出了"无酸，无溃疡"（no acid，no ulcer）的格言。此后人们就针对胃酸这一病因来治疗消化性溃疡。先后使用了碱性抗酸剂中和胃酸来治疗溃疡，然后再使用抗胆碱能药物来抑制胃酸分泌，这些药物可在一定程度上减轻腹部疼痛及反酸的症状，但对溃疡的愈合的疗效很不理想。20 世纪 70 年代，苏格兰药理学家詹姆斯·布莱克（James Black）等发明 H_2 受体拮抗剂西咪替丁并应用于临床，使消化性溃疡愈合率有了极大的提高。但溃疡愈合后停止治疗，溃疡仍会复发。1987 年第一个质子泵抑制剂奥美拉唑的问世和临床应用，进一步提高了消化性溃疡的愈合率，但并未能够改变消化性溃疡停药后容易复发的自然史。1988 年澳大利亚医生马歇尔（Marshall）和沃伦（Warren）等首次研究并报道了根除幽门螺杆菌可以提高消化性溃疡愈合率，并显著降低溃疡复发率，从而改变了消化性溃疡易复发的自然史，使绝大多数消化性溃疡不再复发。

因此在消化性溃疡的治疗史上，通常把 H_2 受体拮抗剂西咪替丁的问世和应用作为第一次革命（詹姆斯·布莱克获得了 1988 年度诺贝尔生理学或医学奖），把根除幽门螺杆菌作为第二次革命（马歇尔和沃伦获得了 2005 年度诺贝尔生理学或医学奖）。

小知识

人类何时开始注意到胃内存在螺旋形样微生物？

人类最早注意到动物胃内有细菌存在的是意大利病理学家比兹泽罗（Bizzozero）。早在 1893 年，比兹泽罗首次通过对 6 只狗的胃腺和壁细胞进行显微镜观察，证实哺乳动物胃内存在一种螺旋形样微生物。1896 年，德国科学家萨洛蒙（Salomon）也证实在狗和猴子的胃、小肠溃疡部位亦存在螺旋体样微生物。1910年法国学者吕塞（Lucet）观察到患有出血性胃肠炎的狗胃内有类似的微生物。萨洛蒙和日本北里大学传染病研究所的葛西（Kasai）和小林（Kobayashi）等还进一步证实这种螺旋形样微生物可由猫或狗传播给鼠。

人胃内也存在螺旋形样微生物的报道要追溯到1906年，德国医生克里恩尼兹（Krienitz）和卢格尔（Luger）通过人体解剖首次报道人胃内有螺旋形样微生物定居。1924年，剑桥生物医学实验室的勒克（Luck）和塞思（Seth）发现人胃上皮细胞内有相当高的尿素酶活性，从而间接证明人胃内存在细菌定居。1939年，美国华盛顿大学的登格斯（Doenges）通过对242例尸体解剖并行苏木素—伊红染色观察，发现大约43%的尸解胃中存在螺旋形样微生物，并且这些微生物虽然多数位于胃腺腔，但在胃壁的壁细胞内也可发现。由于尸体组织有自溶现象，要评价这种螺旋形细菌在胃病理学上的意义是困难的，为解决这一难题，美国波士顿贝斯以色列医院的弗里德伯格（Freedberg）和巴伦（Barron）对35例尸体解剖胃标本重新切片，行苏木素—伊红和银染色，结果发现37.1%的标本可检测出螺旋形样微生物。

然而，1954年美国学者帕尔默（Palmer）报道了1 000例患者的1 180个胃活检标本中，无1例发现有这种细菌，这样胃内螺旋形样细菌就被否认了，以后就未再有人研究。1975年又有作者描述胃溃疡患者的胃上皮细胞的腔面有螺旋形细菌，且有鞭毛，位于黏液深层。因受当时比较流行的观点，认为胃内是高酸环境，任何细菌不可能在胃酸中存活，故胃是一个无菌器官，那些组织学检查所发现的胃黏膜上存在细菌的报道，是由于标本被污染所致。就这样胃内有螺旋形细菌感染的事实，整整被耽搁了90年之久。

20世纪80年代初，澳大利亚皇家佩斯医院的病理科沃伦医生经常在慢性胃炎和消化性溃疡患者的胃活检标本中找到弯曲菌样的细菌。他和佩斯医院年轻的住院医生马歇尔一起设计施行了一个前瞻性的研究，试图从胃活检标本中分离培养出该细菌。由于当时认为这种细菌非常接近于弯曲菌属，所以用非选择性的标准的弯曲菌培养基对这一不知名的细菌进行分离培养，所用的培养条件也是根据弯曲菌确定的，如微需氧和培养时间 48 小时等。遗憾的是连续 34 个胃活检标本的培养均未发现细菌生长，培养皿被扔掉了。到接种培养第 35 个标本时，一个偶然性的机遇来临了。接种第 35 个胃活检标本时，正是 1982 年 4 月西方的复活节。由于是节日假期，马歇尔没有在 48 小时以后去医院观察细菌生长情况。在 5 天的复活节假期后，马歇尔一上班就惊喜地发现培养基上长满了许多弯曲菌样的菌落。以后的工作表明该细菌生长非常缓慢，其最佳培养时间是 3～5 天。前面 34 个标本未能培养出该细菌是因为培养皿仅孵育了 48 小时而被过早丢弃。该细菌就是现在被广泛研究的革兰阴性、微需氧螺形杆菌——幽门螺杆菌（*Helicobacter pylori, Hp*）。可以说幽门螺杆菌的发现是科学敏锐性和幸运相结合的结果，有时候机会就是那么一点点，它可能早来，也可能晚到。

3. 有致病毒力因子
细菌的形态会发生变化

幽门螺杆菌是具有 4～8 根鞭毛、末端钝圆、螺旋形弯曲的细菌，革兰染色阴性，幽门螺杆菌长 2.5～4.0 μm，宽 0.5～1.0 μm，鞭毛长 2.0～5.0 μm。在胃黏膜中，幽门螺杆菌常常为弯曲、S 形或弧形，在胃黏液层中常呈鱼群样排列。经传代培养后，细菌往往会失去特有的弯曲状而成杆状。在细菌菌体表面有一层多糖蛋白复合物。若延长培养时间、裸露于空气中、遇抗生素等不利于细菌生长的环境，幽门螺杆菌会变成圆球体，一般认为这是细菌的一种自我保护的静止状态。

幽门螺杆菌可引起寄居部位各种不同程度的病理变化，这与幽门螺杆菌有许多致病的毒力因子有关。目前研究得相当深入的有尿素酶，它能使幽门螺杆菌在胃内定居，分解黏液，中和胃酸，损伤上皮细胞，损伤多核细胞的

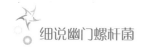
吞噬功能等。已发现的其他致病毒力因子还有幽门螺杆菌的螺旋形、鞭毛、黏附因子、空泡毒素等毒力因子。

小知识

幽门螺杆菌的名称由来

幽门螺杆菌是 *Helicobacter pylori* 的中文全称，它的英文简称为 *H. pylori* 或者 *Hp*。最初当该菌被分离培养出来时，称为未鉴定的弯曲样杆菌（unidentified curved bacillus）。该菌为一种呈 S 形，U 形或弧形的革兰阴性微需氧细菌，后经研究发现该菌与弯曲杆菌相似，一度称为弯曲菌样微生物（campylobacter like organism，CLO），并曾定名为幽门弯曲杆菌（campylobacter pyloridis），但由于其外文命名中的 pyloridis 一词在语法上不正确，自 1987 年开始正式定名为幽门弯曲杆菌（campylobacter pylori，CP），并归入弯曲菌属。然而该菌的超微结构和脂肪酸组成与弯曲菌属有很大不同，但与产琥珀酸沃廉菌（Walinella Succinogens）近似。后来英国公共卫生实验室的欧文（Owen）研究证明该菌与产琥珀酸沃廉菌之间亦有差别，直至 1989 年英国微生物学家古德温（Goodwin）（当时在澳大利亚皇家佩斯医院工作）等人对该菌分类学特征上进行了详细分析，确认该菌与产琥珀酸沃廉菌间存在着显著的不同，从而使人们相信该菌应归属于一独立属别。古德温建议更名为幽门螺杆菌，他的这一建议很快得到了国际医学界的广泛认可和接受。1989 年幽门弯曲杆菌正式更名为幽门螺杆菌。

关于 *Helicobacter pylori*，至少有两个中文译名：幽门螺旋菌和幽门螺杆菌。大多数国内学者认为后者较为合适，因为 Helicobacter 一词来源于希腊文的"helix"，是螺旋形的意思，"bacter"则是杆状的意思，古德温选用 Helicobacter，正是因为它反映了这种细菌的两种形态学特征：在活体内呈螺旋形，而在活体外则呈杆状。且由于该菌主要引起胃幽门部位的炎症等病变，故中文全称为"幽门螺杆菌"。从对该菌命名变迁来看，对任何事物的认识，确实要经过很多的工作和努力，才能真正认识到它的本质。

4. 人是最主要的传染源
知晓5种传播方式

人类是目前幽门螺杆菌感染唯一明确的传染源。亲密接触，尤其是家庭内父母与孩子之间的亲密接触，可能是导致幽门螺杆菌感染非常重要的因素。虽然在动物胃内可分离出幽门螺杆菌样细菌，有学者专门研究，这种细菌外形上虽与人幽门螺杆菌相似，进一步作全菌蛋白电泳图谱比较及分析发现，与人体内的幽门螺杆菌有差异，所以哺乳动物体内的细菌可能属于不同的种系，故目前认为动物不是人幽门螺杆菌的传染源，并有待进一步研究和更多的资料来肯定。环境中被污染的水体是目前越来越重视的幽门螺杆菌感染的潜在传染源。通过对饮用水的处理可以降低通过污染的水体传播幽门螺杆菌的风险。

在幽门螺杆菌感染者的胃内、口腔中、粪便中存在幽门螺杆菌，目前发现幽门螺杆菌在人与人之间传播的方式主要有以下几种。

（1）粪—口传播

这是目前已公认的，幽门螺杆菌感染患者的粪便中已分离到幽门螺杆菌，且也证实经粪便排出体外的幽门螺杆菌在4℃水中至少存活一年。国内学者用PCR法在污水中已检出幽门螺杆菌，证实幽门螺杆菌在水中能存活。若粪便中存活的幽门螺杆菌污染了水源或食物，而使饮用者或食用者感染幽门螺杆菌。研究表明低温能延长幽门螺杆菌的生存期，因此低温保存的食物如被幽门螺杆菌污染会增加幽门螺杆菌的传播机会，这样粪便中的幽门螺杆菌可通过污染水源及食物而传播。

（2）口—口传播

研究者证实，在唾液和牙菌斑中存在幽门螺杆菌，但又怎样在人与之

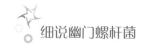

间传播的呢？根据流行病学调查显示，西非儿童的幽门螺杆菌感染率高，可能是由于他们的母亲习惯于先将食物嚼碎后再喂孩子引起的。我国是高幽门螺杆菌感染率的国家，在我国这可能是最常见的传播途径，中国人习惯于集中进餐，常常是一盘菜或一盆汤，你一筷、我一勺，幽门螺杆菌从感染者口腔经餐具—菜或汤中—未感染者口腔，这是最普通的一种传播情况。此外，人与人亲密接吻也可能传播幽门螺杆菌。

（3）胃—口传播

是指幽门螺杆菌经感染者的呕吐物传给健康者。主要发生在托儿所、幼儿园或小儿的兄弟姐妹间，小儿容易发生呕吐及生理性胃食管反流，而且小儿卫生意识差，又喜欢吸吮手指，幽门螺杆菌容易在集体生活的儿童中传播。调查发现幽门螺杆菌阳性且有呕吐史的儿童，他们的兄弟姐妹幽门螺杆菌感染率可高达 67%。

（4）医源性传播

在医院里通过侵入式检查或治疗（包括胃镜、喉镜、鼻腔镜、口腔牙科等）进行传播，是造成医源性感染的主要原因。例如胃镜及活检钳暴露于胃液及唾液，并且与胃黏膜接触，在检查幽门螺杆菌阳性的患者之后，经 PCR 检查胃镜镜端表面及钳道幽门螺杆菌阳性率高达 61%，活检钳的阳性率更高达 82%。常规的 75% 酒精不能清除胃镜钳道、镜端及活检钳上的幽门螺杆菌。因此，如果消毒不严格，幽门螺杆菌易经胃镜检查在患者与患者之间传播，也可在患者与操作胃镜者之间传播。

（5）密切接触

密切接触增加了感染机会，使得幽门螺杆菌感染呈现明显的家庭聚集现象，父母感染了，其子女的感染机会就比其他健康家庭高许多。

总之，幽门螺杆菌有很强的传染性，可以通过污染的手、不洁食物、不洁餐具、污染水源及内窥镜等途径传播，"经口"是主要的传播方式和途径。

5. 胃镜检查与幽门螺杆菌感染
胃镜检查不会成为传染源

胃镜是临床诊断胃病的重要方法，目前应用广泛，因为胃镜与胃液及唾液接触，特别是取胃黏膜的活检钳更易受到幽门螺杆菌的污染，这是很多人担心的问题。有学者曾研究了 10 例胃镜后急性胃炎患者，这 10 例患者在做胃镜前，血清抗幽门螺杆菌抗体阴性，做胃镜时所取胃黏膜组织检查也未发现幽门螺杆菌，但做胃镜 3～4 天后，这些患者均出现急性胃炎的症状，8 周内有 8 例出现血清抗幽门螺杆菌抗体阳性，9 例患者再次做胃镜，所取胃黏膜组织均找到幽门螺杆菌。另有学者报告了一例同样的胃镜后急性胃炎病例，该病例的 *Hp* DNA 酶切图谱与前 1 例胃镜检查者的 *Hp* DNA 酶切图谱完全相同，从分子生物学水平证明了经胃镜检查而引起了人与人之间的医源性传播。

从事胃镜工作的医护人员因暴露于胃液及唾液，有增加感染幽门螺杆菌的危险性，且与是否采用戴手套防护措施有关，有学者发现不使用手套的胃镜医生幽门螺杆菌感染率达 50%，较正常人群的感染率（约 21%）为高，这是因为胃镜医师在做胃镜时可能有较多的机会接触患者的胃分泌物。这种传播路径为胃分泌物—胃镜—口。

从以上事实来看，胃镜检查可以发生幽门螺杆菌在患者之间、患者与医护人员之间的传播。国外文献报道，胃镜检查次数越多，幽门螺杆菌阳性率越高。因此如何严格消毒胃镜，防范幽门螺杆菌的传播，显得很重要。原上海市卫生局卫监所联合全国业内专家制定了《内镜清洗消毒技术操作规范（2004 年版）》，2014 年进一步更新完善专家共识意见《中国消化内镜清洗消毒专家共识意见（2014）》，并以此来指导内镜消毒工作。所以打算接受胃镜检查的受检者完全可以打消顾虑，不必担心因胃镜检查而感染幽门螺杆菌。

6. 关于我国幽门螺杆菌感染的流行病学特点
感染率随年龄增长而增加

幽门螺杆菌对人体而言是一种有害菌，随着人类的迁徙而呈现全球分布，

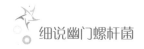

我国目前的幽门螺杆菌感染率为 40%～60%。《中国幽门螺杆菌感染流行病学 Meta 分析》中相关数据显示，1990～2002 年 66 项幽门螺杆菌流行病学感染率调查涉及 22 个省份，55 个地区，累计检测人数 25 209 人，幽门螺杆菌感染率为 34.52%～80.55%，多数地区人群感染率在 50% 以上，平均感染率为 58.07%。

　　大量文献资料显示，男性感染率高于女性。在我国不同地区开展的调查表明，男女性别间幽门螺杆菌感染率稍有差别。幽门螺杆菌感染率与年龄有关，儿童期是幽门螺杆菌感染的高危年龄段，25 岁青年人的感染率接近 50%，35 岁感染率＞60%，70 岁以上的老年人感染率达 80%。我国幽门螺杆菌感染率随年龄的增长而增加。职业不同，幽门螺杆菌的感染率也有差异。农民感染率 68.9%，高于干部（61.3%）和教师（59.1%）。医务人员感染率最高，尤其从事消化科内镜的医务人员感染率高达 82.4%，且随着工作年限的增加而上升。不同的地理环境、生活环境及生活习惯等也会影响幽门螺杆菌的感染率。我国幅员辽阔，按地区划分感染率由高到低依次为西北及西南地区、华东地区、华南地区、华北地区，其中西藏地区感染率最高（90%）。按经济状况划分，农村感染率（38.2%）高于城市感染率（34.9%）。幽门螺杆菌感染率与不同的生活习惯相关。食用腌制蔬菜、饮用不洁水源、习惯植物油烹饪、吸烟等与幽门螺杆菌感染呈正相关，而食用蔬菜、喝茶、食用大蒜等则与幽门螺杆菌感染呈负相关。子女幽门螺杆菌感染与父母有密切关系，呈家庭聚集现象。夫妻间一方幽门螺杆菌阳性，其另一方阳性率高达 78.9%，也存在明显的家族聚集性。

小知识

性交、接吻会传染幽门螺杆菌吗？

　　幽门螺杆菌存在于感染者的胃内、口腔中、粪便中，也会进入肝脏、胆囊，但不会潜伏在人们的精液和阴道分泌物中，所以夫妻间正常的性交不会传染幽门螺杆菌，但若与幽门螺杆菌感染者接吻则会增加幽门螺杆菌感染的机会。

7. 奇妙的外形结构与致病性的关系
一旦感染很难自愈

幽门螺杆菌为革兰染色阴性，微需氧细菌，长 2.5～4.0 μm，宽 0.5～1.0 μm。在体内胃黏膜中幽门螺杆菌常常为螺旋或弧形弯曲的细菌，在胃黏液层中常呈鱼群样排列。幽门螺杆菌的螺旋形使动力具有特殊性，使幽门螺杆菌能在黏液中更有效地运动，可迅速穿过黏液层，对幽门螺杆菌的定居起重要作用。经传代培养后，细菌往往会失去特有的弯曲状而成杆状。在细菌菌体表面有一层多糖蛋白复合物。若延长培养时间、裸露于空气中、遇抗生素等不利于细菌生长的环境，幽门螺杆菌会变成圆球体，一般认为这是细菌的一种自我保护的静止状态，对细菌周围不利环境的耐受性（如耐酸、抗脱水及对抗生素的耐受性）明显增强，从而有助于幽门螺杆菌的传播和定居。现已证实，胃黏膜上存在这种圆球形幽门螺杆菌，会给临床治疗增加难度。

在电子显微镜下观察可见，幽门螺杆菌菌体的一端可伸出 4～8 根带鞘的鞭毛，鞭毛长 2.0～5.0 μm，为菌体的 1.0～1.5 倍，粗约为 30 nm。每一鞭毛根部均可见一个圆球状根基，位于菌体末端细胞壁内侧，每一鞭毛由此向菌体伸出。每根鞭毛均有鞘，对鞭毛起保护作用，对胃酸也有一定的抵抗力，使得幽门螺杆菌在 pH 较低时也能产生动力。鞭毛对幽门螺杆菌在黏稠的胃黏液中运动起推进器的作用，在定居过程中起"抛锚"的作用，具有黏附性。因此一旦感染幽门螺杆菌，不治疗很难自然清除（无法自愈），将终生受累。

幽门螺杆菌能产生许多酶，如尿素酶、氧化酶、触酶、碱性磷酸酶、γ-谷氨酰转肽酶、亮氨酸胺肽酶和 DNA 酶等，其中尿素酶是主要的酶，幽门螺杆菌借助尿素酶分解食物中的尿素产生氨和二氧化碳，氨像云一样围绕在细菌的周围，可以中和周围的酸性微环境（胃酸），从而对幽门螺杆菌起到保护作用，使幽门螺杆菌能在胃腔中生存和定居。尿素酶对幽门螺杆菌首次定居是不可或缺的，但是定居一旦建立，此酶对幽门螺杆菌的寄生就不再是必不可少的了。尿素水解产生的氢氧化氨有明显导致组织损害作用，尿素酶还可通过多种机制导致黏膜局部炎症病损。尿素酶又是幽门螺杆菌最明显的抗原之一，故可拿它做抗原，借助血清学反应诊断幽门螺杆菌感染、监测抗幽门螺杆菌疗效和做流行病学调查。又借助幽门螺杆菌尿素酶的特点，根据尿素酶水解尿素的原理，已经有许多诊断幽门螺杆菌感染的方法，如快速尿素酶试验、^{13}C-或^{14}C-尿素呼气试验、^{15}N-尿氨排出试验等，均为依据尿素酶的作用而建立。

小知识

何谓"漏屋顶"假说？

正常的胃黏膜，有黏膜上皮分泌的黏液，上皮细胞和细胞的紧密连接组成了胃黏膜屏障，这种屏障起着防止 H^+ 反弥散的作用。1988 年有学者针对 H_2 受体拮抗剂可治愈溃疡和预防溃疡复发，质疑幽门螺杆菌在溃疡发病中的作用，从而提出了"漏屋顶"假说，比较形象地比喻了幽门螺杆菌对胃黏膜屏障损害的后果（图1-6）。该假说把胃黏膜屏障比喻为"屋顶"，它能保护其下方的黏膜组织免受胃酸（"雨"）的损伤。当黏膜受到幽门螺杆菌损害时，形成了"漏屋顶"，这样 H^+ 就从"漏

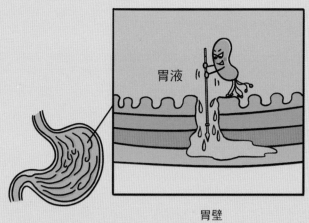

胃液

胃壁

图1-6 "漏屋顶"假说

屋顶"处反弥散（"下雨"），导致黏膜的损伤和溃疡的形成（"屋内积水"）。H_2 受体拮抗剂抑制胃酸分泌，尽管幽门螺杆菌感染形成了"漏屋顶"，但因为"不下雨"，因此"屋内不会积水"（溃疡形成）。这一假说可用来解释幽门螺杆菌所致胃溃疡的发生。幽门螺杆菌的毒素和有毒性作用的酶，以及幽门螺杆菌诱导的黏膜炎症反应，均能造成胃黏膜屏障的损伤，其他如非甾体类抗炎药也有类似的损伤作用。

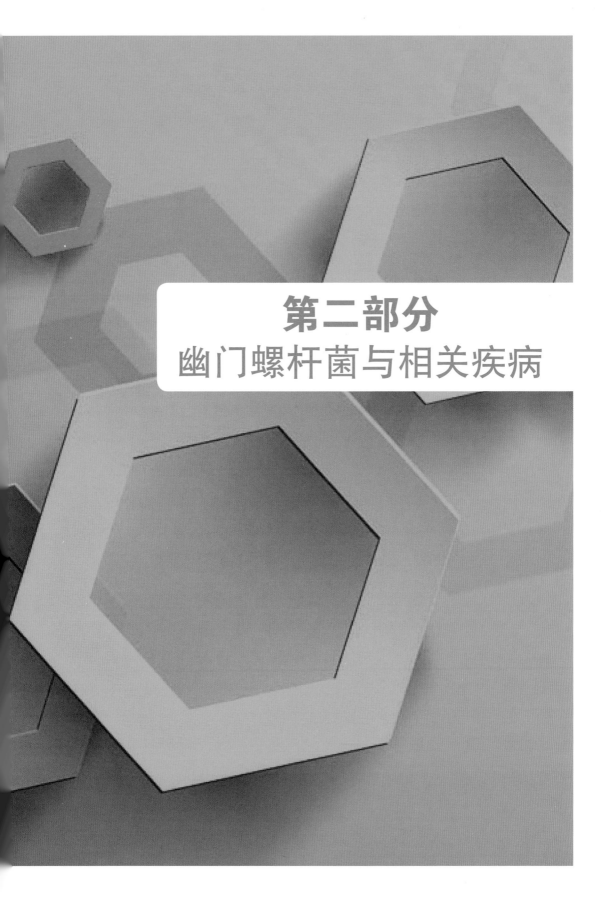

第二部分
幽门螺杆菌与相关疾病

1. 感染概率高，大都无症状
我国平均每两人中就有一个感染者

幽门螺杆菌感染呈世界性分布，感染范围广，感染率高，仅次于龋齿居第二位。据流行病学调查，全球自然人群感染率约为30%，在发展中国家则可高达80%。我国幽门螺杆菌感染率为40%~60%，在癌症高风险的发展中国家，大多数人感染幽门螺杆菌的年龄是在儿童早期。我国幽门螺杆菌感染的检测和治疗已有30余年的历史，随着检测和治疗人数的不断增加，幽门螺杆菌感染率有不同程度的下降趋势，但与发达国家相比，中国仍是幽门螺杆菌高感染率国家。不同年龄层次人群幽门螺杆菌感染率存在差异，小于20岁人群的感染率达37.1%。在50岁以下人群中，随着年龄增长，感染率也逐步升高。

幽门螺杆菌感染与多种疾病相关，且非常顽固。尽管环境和饮水的改善有助于降低幽门螺杆菌感染率，但除非采取主动干预措施，幽门螺杆菌感染率不会自行下降。

感染者尽管其胃内携带幽门螺杆菌，但超过70%的感染者终身没有症状，只有少数人会出现腹胀、腹痛、嗳气、反酸、恶心、口臭等症状（图2-1），这可能与以下幽门螺杆菌相关性疾病有关：几乎100%感染者会发生慢性活动性胃炎，15%~20%感染者会发生消化性溃疡（包括胃溃疡和十二指肠球部溃疡等），5%~10%感染者会发生消化不良，不足1%会发生胃恶性肿瘤（包括胃癌和胃淋巴瘤等）。有关研究认为：① 不同的幽门螺杆菌菌株其致病能力不同，有的菌株能产生空泡毒素（产毒株），而有些菌株却不能。产毒株的致溃疡能力比不产毒株更强，因而致病能力更强。② 感染幽门螺杆菌后，人体对其反应也有差异，这与患者的遗传素质或幽门螺杆菌感染后机体的免疫状态有关，决定了感染后的结局，即是否发病或发生什么相关性疾病。

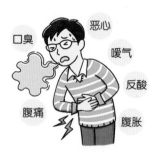

图2-1 感染幽门螺杆菌可能出现的症状

2. 幽门螺杆菌与胃癌的关系
未感染者很少发生胃癌

世界卫生组织属下的国际癌症研究机构于 1994 年将幽门螺杆菌定为 I 类致癌因子，等同于吸烟是肺癌的 I 类致癌因子。

1965 年病理学家劳伦（Lauren）根据胃癌组织学特征与临床预后关系，将胃癌分为（胃癌的 Lauren 分型）肠型和弥漫型两种，其中肠型胃癌占 60%，即在胃黏膜肠化生基础上发生的癌变。大量研究证据显示，肠型胃癌的发生是幽门螺杆菌感染、环境因素和遗传因素共同作用的结果，其中幽门螺杆菌与肠型胃癌密切相关。归因于感染所致的癌症中，幽门螺杆菌感染高居榜首，占 85% 以上；约 90% 非贲门部胃癌（包括肠型或弥漫型、远端或近端胃癌）发生与幽门螺杆菌感染相关。环境因素在胃癌发生中的总体作用次于幽门螺杆菌。遗传因素在 1%～3% 的遗传性弥漫型胃癌发生中起决定作用，因此真正幽门螺杆菌阴性者很少发生胃癌，若发生胃癌多为弥漫型胃癌。

专家们推测从感染幽门螺杆菌到演变为癌的过程，包括急性胃炎的发展，然后是慢性活动性胃炎、黏膜萎缩、肠化生、不典型增生和腺癌。根据幽门螺杆菌相关性胃炎的病理学特征，在逐步发展至恶性病变的过程中，萎缩性胃炎的发展起到了主要作用。萎缩性胃炎发生概率的增加与感染一种 CagA 阳性的幽门螺杆菌菌株有关。虽然幽门螺杆菌感染可能是非贲门部胃癌发生的最主要危险因素，但其他协同因素也不容忽视，包括高盐饮食、缺乏新鲜水果和蔬菜、吸烟、多饮酒与多饮咖啡都是与胃癌有关的很重要的环境因素（图 2-2）。抗坏血酸缺乏，高硝酸盐饮食，都已被确认为致癌因素。因此幽门螺杆菌相关性胃炎发展成胃癌也是综合因素所致。

胃癌是我国常见的消化道肿瘤之一，我国最新胃癌年发病率为 29/（10万），每年新发胃癌约 41 万例，其中我国男性胃癌发病率在恶性肿瘤中位列第 2 位，女性胃癌发病率位列第 5 位。胃癌发病率随年龄增长显著上升，74岁以上且感染幽门螺杆菌者发生胃癌的风险更高。我国男性胃癌病死率在恶性肿瘤中位列第 3 位，女性胃癌病死率位列第 2 位，胃癌严重威胁我国人民

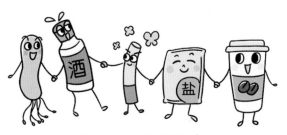

图 2-2　协同致癌因素

的生命健康。在国内外重要共识中，都认为幽门螺杆菌感染和胃癌的发生密切相关，幽门螺杆菌被认为是影响胃癌发生及环境中的重要可控因素之一，根除幽门螺杆菌是预防胃癌的有效措施。

小知识

胃癌高风险个体是指哪些人？

早期胃癌内镜下切除术后、有胃癌家族史、已证实有胃黏膜萎缩和（或）肠化生，或来自胃癌高发区等均属于胃癌高风险个体。

报警症状是指什么？

近期有明显体质量减轻、消化道出血、吞咽困难和（或）疼痛，或上腹部肿块等。日常出现上述报警症状，建议及时去医院专科就诊。

3. 萎缩、肠化生、异型增生（上皮内瘤变）
三个概念必须知道

胃黏膜萎缩一般没有特别的症状，可有消化不良的表现，如胃胀、胃痛、反酸、纳差、恶心、乏力、消瘦等。主要诊断方法是胃镜结合病理检查，胃镜下表现为：① 胃黏膜颜色变淡。② 黏膜下血管透见。③ 黏膜皱襞细小甚至消失。④ 当萎缩性胃炎伴有腺体颈部过度增生或肠上皮化生时，黏膜表面粗糙不平，呈颗粒状或结节状，而黏膜下血管显露的特征常被掩盖。⑤ 萎缩黏膜脆性增加，易出血，并可有糜烂灶。⑥ 萎缩性胃炎可同时伴有慢性浅表性胃炎的表现，如充血红斑、附着黏液，以及反光增强等。日本木村—竹本分类法将萎缩性胃炎分为轻、中、重三种等级，轻度萎缩指胃窦、胃角部分的萎缩，中度萎缩指萎缩不仅局限于胃窦、胃角，已经累及到胃体小弯侧和贲门，如果萎缩越过贲门累及胃底甚至胃体大弯侧也有了萎缩，则为重度萎缩。

肠上皮化生（简称"肠化"或"肠化生"）是指胃黏膜上皮细胞被肠型上皮细胞所代替，即胃黏膜中出现类似小肠或大肠黏膜的上皮细胞。中—重度肠上皮化生在胃镜下可以看到白色略混浊的扁平隆起，边界模糊。慢性萎缩性胃炎常伴有肠化生，肠化生是胃黏膜损伤的一种指标。有研究统计肠化生合并萎缩性胃炎者占65.5%，而且随着年龄增长而上升，随着萎缩区的扩大，肠化生的比例也会增加。肠化生与萎缩性胃炎部位分布也基本一致，以胃窦部出现率为最高，其次是胃体和胃窦移行部位，由于萎缩性胃炎伴肠化生与胃癌发生关系密切，故临床上对此种患者应引起高度重视，长期随访，定时复查，以防癌变。

异型增生（即不典型增生）是指胃黏膜上皮和腺体偏离正常分化，形态和功能上呈异型性表现的增生性病变。一般认为，恶性肿瘤发生前，几乎均先有异型增生，很少有不经过这个阶段而直接从正常转化为恶性的。胃黏膜上皮异型增生主要发生在肠化生的基础上，也有一部分发生于胃小凹上皮等处。按照异型增生分化程度和范围分为轻、中、重三级，即轻度是指炎症性及再生性良性异型增生病变；中度是指异型化较为明显，接近胃癌的"临界性病变"；重度是指异型化更为明显，形态上难以和分化型癌相区别的异型增生。

1982年，国际胃癌研究组将"异型增生"进行分级：轻度异型增生认为不是癌前病变，中、重度异型增生定义为癌前病变。2000年国际癌症研究机构取消了原来应用的"重度不典型增生或异型增生""局部癌变""局灶癌""原位癌""黏膜内癌""癌疑"等名词，对于癌前病变及早期癌统一以"上皮内瘤变"命名。根据腺上皮变化的程度，将上皮内瘤变分为低级别与高级别上皮内瘤变，低级别上皮内瘤变是较轻度的黏膜上皮异常，高级别上皮内瘤变包括以往的重度异型增生及原位癌。

小知识

什么是肠型胃癌发生的 Correa 模式?

1975 年美国病理学家科雷亚（Correa）首次提出肠型胃癌发生的模式，称为 Correa 模式，这一模式认为，肠型胃癌的发生经历了从正常胃黏膜、慢性浅表性胃炎、慢性萎缩性胃炎、肠化生、异型增生直至胃癌的一系列演变过程（图 2-3）。

在胃黏膜萎缩和（或）肠化生发生前根除幽门螺杆菌消除了炎性反应，胃黏膜不再发生萎缩和（或）肠化生，阻断了 Correa 模式"肠型胃癌演变"的进程，几乎可完全消除肠型胃癌发生风险。已经发生胃黏膜萎缩、肠化生，根除幽门螺杆菌也可以不同程度地降低胃癌发生风险。

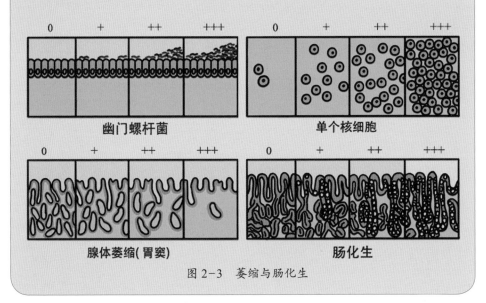

图 2-3　萎缩与肠化生

4. 消化性溃疡的形成
溃疡发生癌变的报警症状

消化性溃疡是指胃肠黏膜存在一个圆形或椭圆形的缺损，其直径一般为

0.3～2.5 cm，巨大胃溃疡者直径超过 2.5 cm，巨大十二指肠溃疡者直径超过 2 cm。溃疡深度可达黏膜肌层，也可深达黏膜下层，甚至达肌层，愈合后常有瘢痕形成。溃疡的发生由胃酸和胃蛋白酶对胃黏膜自身消化而成，因此称为消化性溃疡，该名称一直沿用至今。其实溃疡的形成，胃酸和胃蛋白酶是一个主要因素，当然还有其他因素，如胃的幽门螺杆菌感染亦是消化性溃疡形成的一个十分重要的因素，故消化性溃疡是多因素、多原因的疾病。当促使溃疡发生的侵袭因素，如胃酸、胃蛋白酶、幽门螺杆菌感染、胆盐、非甾体类抗炎药等，超过了胃黏膜自身保护的防御因素，如黏膜—碳酸氢盐、黏膜屏障作用、黏膜血流等，就可以发生消化性溃疡，反之如黏膜防御因素减弱，虽然侵袭因素并没有增强，也可以发生消化性溃疡。它可以发生在食管、胃、十二指肠、胃部手术后的胃肠吻合口及含有胃黏膜的梅克憩室等。

胃溃疡会发生癌变。在大多数情况下，胃溃疡癌变是在慢性刺激下，病理性上皮再生的结果，由边缘的上皮细胞反复地破坏和黏膜再生、化生、不典型增生乃至最后癌变。目前尚无可靠的早期临床症状能提示胃溃疡癌变，但胃溃疡患者如有以下几种报警症状，应怀疑有癌变可能：① 上腹痛加重；② 食欲和体重明显下降；③ 大便隐血持续阳性；④ 治疗后始终不能愈合的溃疡。

十二指肠溃疡极少有癌变报道，过去认为十二指肠溃疡不会发生癌变，但近年来观察十二指肠溃疡患者，不论在溃疡的活动期或非活动期，均有发生癌变的可能性，癌变率约为 1/100 000。十二指肠球部腺癌确实存在，且在十二指肠恶性肿瘤中占有相当比例，其发病率呈增高趋势。该病早期诊断困难，预后差。提高对本病的警惕性，及时和全面细致的胃镜检查可提高本病的诊断率。

5. 幽门螺杆菌感染是消化性溃疡形成的重要病因
预防复发必须根除幽门螺杆菌

自澳大利亚两位医生沃伦和马歇尔于 1983 年从人胃黏膜中培养分离出幽门螺杆菌以后，经多年临床观察发现该菌与消化性溃疡的关系非常密切。据流行病学调查，受幽门螺杆菌感染的人群在一生中有 10%～20% 可患有消化性溃疡，是未感染人群的 3～4 倍。国内外已有很多报道，消化性溃疡患者胃黏膜中的幽门螺杆菌检出率明显高于年龄相似的对照组。其中十二指肠溃疡患者胃窦部的幽门螺杆菌检出率为 80%～100%，在十二指肠球部为 70%～80%，胃溃疡患者的胃窦部的幽门螺杆菌检测率为 60%～80%。消化性溃疡经药物治愈后，幽门螺杆菌仍阳性的十二指肠溃疡患者每年复发率高达 50%～80%。胃溃疡的复发情况大致与十二指肠溃疡相似，有 1/2～2/3 的胃溃疡患者在溃疡愈合后的 2 年内复发。但幽门螺杆菌根除后，则其年复发率下降至 10% 以下。目前公认幽门螺杆菌感染是消化性溃疡的重要病因，其中十二指肠溃疡更是如此。专家研究认为：① 幽门螺杆菌感染后可阻滞正常的酸反馈调节机制，导致高胃泌素血症和高胃酸分泌，故易引起十二指肠溃疡；② 幽门螺杆菌是慢性胃炎的重要病因，而慢性胃炎又是胃溃疡发生的基础，胃溃疡患者有慢性胃炎者占 70%～80%，故幽门螺杆菌感染与胃溃疡具有内在的联系。幽门螺杆菌感染，几乎 100% 发生慢性活动性胃炎，但谁还会在此基础上最终发生消化性溃疡、胃癌等更为严重的疾病呢？目前国内外共识认为：幽门螺杆菌感染后的疾病转归，难以提前预测。

6. 胃的癌前疾病和癌前病变
概念不同，不能混淆

1972 年世界卫生组织一个专业小组提出，将胃癌前兆分为两类：癌前疾病和癌前病变。

（1）癌前疾病

这是一个临床概念，指与胃癌相关的胃良性疾病，有发生胃癌的危险性，包括慢性萎缩性胃炎、慢性胃溃疡、胃息肉、残胃、Menetrier 病（肥厚性胃炎）、恶性贫血等。

（2）癌前病变

这是一个病理学概念，指胃黏膜上皮易于转变为癌的病理变化。现阶段得到公认的是胃黏膜上皮异型增生或称不典型增生，进而认为只有中、重度异型增生具有癌前意义，轻度异型增生不具有癌前意义。临床上遇到中、重度异型增生病例均应定期复诊，尤其对重度异型增生者更应严密观察。当异型增生与癌的鉴别困难时，应请有经验的病理科医师会诊，高度怀疑为胃癌者则应根据病变浸润深度及范围，采取内镜下黏膜剥离术或外科手术治疗。肠上皮化生是否为癌前病变，一直存在争议。仅有小部分学者认为它是一种癌前病变，临床上也应定期观察。

7. 胃黏膜相关淋巴组织淋巴瘤
根除治疗幽门螺杆菌是一线治疗方案

黏膜相关淋巴组织淋巴瘤是由 B 细胞组成的结外边缘区淋巴瘤，可累及身体各个器官，包括唾液腺、肺、头颈部、皮肤、甲状腺等，胃肠道是黏膜相关淋巴组织淋巴瘤最常见的发生部位，占所有病例的 50%，在胃肠道中，胃是最常受累的部位，约占 85%。胃黏膜相关淋巴组织淋巴瘤的发病与幽门螺杆菌感染密切相关，发病率估计为每年 1～1.5/（10 万），男女发病率基本相同，发病年龄以 50～60 岁多见。

目前推荐不论病期，不管幽门螺杆菌是否阳性，抗幽门螺杆菌治疗应作为所有胃黏膜相关淋巴组织淋巴瘤的一线治疗方案。一般幽门螺杆菌阳性的早期患者根除幽门螺杆菌后 70%～90% 的患者可以得到缓解，病期稍晚者也可得到不同程度缓解，即使部分（28%）幽门螺杆菌阴性的胃黏膜相关淋巴组织淋巴瘤患者在抗幽门螺杆菌治疗（抗生素治疗）后也得到不同程度缓解。但对于根除幽门螺杆菌治疗无应答患者的进一步处理策略尚有争议。放射治疗、免疫治疗和化学治疗被推荐为胃黏膜相关淋巴组织淋巴瘤的二线治疗方案。

幽门螺杆菌的感染可能对炎症性肠病（IBD）的发生起保护作用。对于 IBD 患者幽门螺杆菌感染率较低的原因，各研究者主要归因于药物因素和幽门螺杆菌对宿主的免疫系统调节两个方面。IBD 患者治疗中常用的柳氮磺吡啶、5-氨基水杨酸，以及抗生素均被认为可能与幽门螺杆菌感染率较低相关。

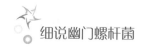
部分研究者发现幽门螺杆菌对宿主 T 淋巴细胞存在直接抑制，诱导调节 T 细胞表达，使机体避免启动 Th1/Th17 免疫应答，这些对患者免疫系统的调节可能保护机体免于 IBD。亦有研究者认为两者之间无明确关系，或者肠腔内幽门螺杆菌导致 IBD 发病。因此，有关幽门螺杆菌与 IBD 的关系还需要更进一步研究。

8. 幽门螺杆菌与肠道疾病
增加了结肠癌的危险性

幽门螺杆菌感染可增加结直肠息肉的发生风险，其具体致病机制有待进一步研究。近几年来国外有关幽门螺杆菌与结肠息肉的研究提示，腺瘤性息肉患者的幽门螺杆菌感染率高，认为幽门螺杆菌的感染增加了患结肠直肠腺瘤和腺癌风险，增加了结肠癌的危险性。

9. 幽门螺杆菌的危害不仅限于胃肠
与它有瓜葛的疾病还真不少

幽门螺杆菌与许多并不发生在胃部的疾病也有着千丝万缕的关系（图 2-4）。

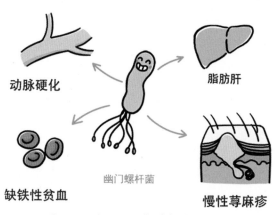

图 2-4　与幽门螺杆菌相关的疾病

（1）与心脑血管疾病的关系

近年来国内外多位学者研究认为，幽门螺杆菌感染与冠心病尤其是急性心肌梗死有一定关系，尤其 CagA 阳性的幽门螺杆菌感染与冠心病的发病关系更为密切。幽门螺杆菌感染导致缺血性心脑血管疾病的发病机制可能有：① 幽门螺杆菌感染致血脂代谢紊乱；② 长期幽门螺杆菌感染致血液氧自由基水平明显升高，易致粥样斑块形成；③ 幽门螺杆菌感染影响机体的免疫系统，损伤或加速损伤血管内皮；④ 动脉硬化产生的热休克蛋白与幽门螺杆菌感染产生的细菌热休克蛋白有相互激活作用，可加速血栓形成。幽门螺杆菌感染可引起胃肠炎，维生素 B_6、维生素 B_{12}、叶酸等缺乏会导致同型半胱氨酸水平升高，从而促进动脉硬化发生，成为其致病危险因素。

幽门螺杆菌感染可致脑出血发病率增高。国内学者发现，脑出血患者幽门螺杆菌特异抗体 IgG、IgA、IgM 的阳性率较健康组有显著差异，与氧化的低密度脂蛋白正相关，后者可造成血管内皮细胞中毒、坏死、脱落，血管壁破裂，脑出血发生。另外，幽门螺杆菌感染作用于血管内膜，使部分血脂代谢异常，促使动脉粥样斑块形成，故幽门螺杆菌感染致脑出血发病率增高。

（2）与血液疾病的关系

缺铁性贫血是由于体内铁储备耗竭，血红蛋白合成减少引起的贫血，以儿童和妇女人群尤其是育龄和妊娠妇女发病率最高。幽门螺杆菌感染机体后可以通过以下机制引起缺铁性贫血：① 感染影响铁调素水平，铁调素在维持机体内铁稳态中具有重要作用；② 感染增加机体对铁的需求；③ 感染影响铁的吸收。国内外研究均提出，对于不明原因且难治性缺铁性贫血患者，均应给予根除幽门螺杆菌治疗。

特发性血小板减少性紫癜是一种免疫介导的血小板减少性疾病，主要表现为出血、外周血小板减少、骨髓巨核数增多或正常伴成熟障碍、血小板自身抗体的出现。特发性血小板减少性紫癜患者幽门螺杆菌感染率明显增高，

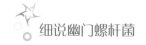

而根除幽门螺杆菌可使部分特发性血小板减少性紫癜患者的血小板计数明显回升。

（3）与肝脏、胆囊疾病的关系

幽门螺杆菌感染可能是引起脂肪肝的重要危险因素之一，幽门螺杆菌感染可导致脂代谢紊乱，引起甘油三酯及低密度脂蛋白胆固醇的升高。

临床发现，肝硬化患者幽门螺杆菌感染率较高，且随着肝功能的减退，幽门螺杆菌阳性率升高，其原因有：① 肝硬化患者抵抗力下降，易引起肠内菌丛的变化，有利于幽门螺杆菌的生长；② 门静脉高压时胃黏膜局部防御机制受损，修复能力减弱，易受幽门螺杆菌感染；③ 各种原因致胃酸分泌增多，有利于幽门螺杆菌生长。

肝性脑病是肝硬化的常见并发症，高血氨症是肝硬化并发肝性脑病的主要原因之一。肝硬化患者根除幽门螺杆菌后，血氨浓度可显著下降。肝硬化高血氨者，若常规降氨处理效果不佳时，应考虑是否并发幽门螺杆菌感染，并及时给予治疗。

胆囊及胆管结石患者中存在幽门螺杆菌感染，推测胆汁中的幽门螺杆菌可能系十二指肠逆流所致，但国内外文献中对于这方面的报道不多，故其参与胆道结石形成的机制尚不明确，仍需进一步研究。

（4）与糖尿病的关系

近年来有关幽门螺杆菌感染与糖尿病关系的文献很多，且说法不一。糖尿病患者中幽门螺杆菌感染率可能升高，原因可能是：① 幽门螺杆菌具有传染性，糖尿病患者因体液免疫功能受损，易发生各种急慢性感染；② 糖尿病患者自主神经病变造成胃动力不足，致食物滞留胃内时间延长，刺激 G 细胞分泌胃泌素，使胃酸增加而致胃黏膜损伤，同时胃幽门松弛致十二指肠液反流入胃，其中的胆汁破坏胃黏膜屏障，使胃黏膜更适宜于幽门螺杆菌生长。幽门螺杆菌感染与糖尿病相关并发症亦有某些关联性。有研究报道，幽门螺杆菌相关性胃炎可增强葡萄糖和进餐刺激胰岛素释放。幽门螺杆菌相关胃炎可能还参与餐后症状性低血糖的发生。

（5）与皮肤疾病的关系

幽门螺杆菌能激活各种炎症细胞，并诱发Ⅰ型T辅助细胞的获得性免疫应答产生多种致病因子，进而产生多种酶和毒素，与部分皮肤病的发生发展密切相关。研究发现，与幽门螺杆菌感染可能有关的皮肤病有慢性荨麻疹、酒渣鼻、银屑病、干燥综合征、斑秃、Sweet's综合征等。以慢性荨麻疹为例，根除幽门螺杆菌可使大多数幽门螺杆菌阳性的慢性特发性荨麻疹症状缓解，由此提示幽门螺杆菌感染在该病中起主要作用。

10. 口腔里的幽门螺杆菌
是口臭的重要原因

近年来有不少关于幽门螺杆菌与口腔疾病发病关系的报道（图2-5）。比如有国内学者首先发现各型慢性胃炎与多数口腔扁平苔藓关系密切。国外有学者认为牙周病患者的牙周袋是幽门螺杆菌的自然贮藏池，它为幽门螺杆菌提供了良好的微需氧环境，但幽门螺杆菌在牙周病致病中的作用尚未见报道。

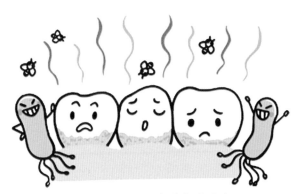

图2-5　幽门螺杆菌与牙周病

研究显示幽门螺杆菌感染与口臭存在极强的相关性，幽门螺杆菌感染是引起口臭的主要因素。幽门螺杆菌导致口臭的原因有：① 幽门螺杆菌具有尿素酶活性，可以分解尿素产生氨，氨是一种具有特殊臭味的物质；② 还有研

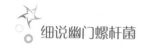

究发现体外培养的幽门螺杆菌可以产生硫化氢和甲硫醇，这两种气体是目前所知口臭中最主要的成分；③ 由于幽门螺杆菌是引起胃炎和胃十二指肠溃疡的重要病因，当存在幽门螺杆菌感染时胃肠功能在不同程度上受到损害，可能导致食物在胃肠中潴留时间过长，经胃肠道内其他细菌腐败分解产生各种有臭味的气体。

11. 感染后一定对人体有害无益吗？
对一些疾病起到了神奇的"保护作用"

幽门螺杆菌感染是人类最常见的慢性感染，可导致不同的结局，从无症状的慢性活动性胃炎、消化不良、消化性溃疡直至胃恶性肿瘤，给社会造成很大的疾病负担。根除幽门螺杆菌能给人类带来许多积极正面的影响，但也会产生负面影响，如抗生素耐药、肠道菌群紊乱等，30多年来全球根除幽门螺杆菌的实践证明，根除幽门螺杆菌的获益远远大于其负面的影响。

当然，近年来也有研究发现，幽门螺杆菌感染与某些疾病呈负相关，也就是说感染了幽门螺杆菌不全是坏事，感染幽门螺杆菌似乎对某些疾病起到了"保护作用"，如果彻底根除幽门螺杆菌消除了这种"保护作用"后，反而会给这些疾病带来负面的不利的影响，这些疾病包括胃食管反流病、食管腺癌、炎症性肠病、肥胖、过敏性哮喘、皮肤湿疹等。就拿肥胖来说，正常胃组织可通过分泌"饥饿激素"和"瘦素"这一对激素来维持体内的能量稳态。根除过幽门螺杆菌的人群往往有着更高水平的"饥饿激素"，更易觉得饥饿而进食，使得体质量增加，于是幽门螺杆菌感染者较未感染者体质量指数（BMI）更低——似乎幽门螺杆菌感染对于保持健美身材有着一种"保护作用"。于是人们不禁开始产生了疑虑和担忧，是不是还需要动用我们的"洪荒之力"来把幽门螺杆菌"斩草除根"呢？一律"格杀勿论"是明智之举吗？

实际上，目前没有任何可靠的证据充分证明幽门螺杆菌对人体有益，上述"保护作用"可能并不存在。全球幽门螺杆菌研究权威、美国的格雷厄姆·DY（Graham DY）教授有句名言：唯一好的幽门螺杆菌就是死的幽门螺杆菌，言下之意就是"所有活的幽门螺杆菌都是有害的"。

　　发现幽门螺杆菌至今只有近 40 年，但幽门螺杆菌已经与人类共存了 6 万年以上。从人类发展史角度来看，人类应该吸取过于"激进"而产生不良后果的教训，"斗"往往两败俱伤。我们强调保护环境、保护动物，同样也应该包括保护我们的微生态、微生物，大自然与人类生存环境的"和谐"与生态平衡是最重要的。不是有这样一句话吗——"存在的就是合理的"。如今，我们人类可以对肠道菌群倍加关爱，那么我们为什么就不能容忍胃内的这个细菌呢？如果全人类都把幽门螺杆菌根除干净了，会不会又出现一种称为"无幽门螺杆菌病"呢？或许关口前移、有效地预防幽门螺杆菌感染更值得推崇。当然，这一切都值得我们去深思、去探索。

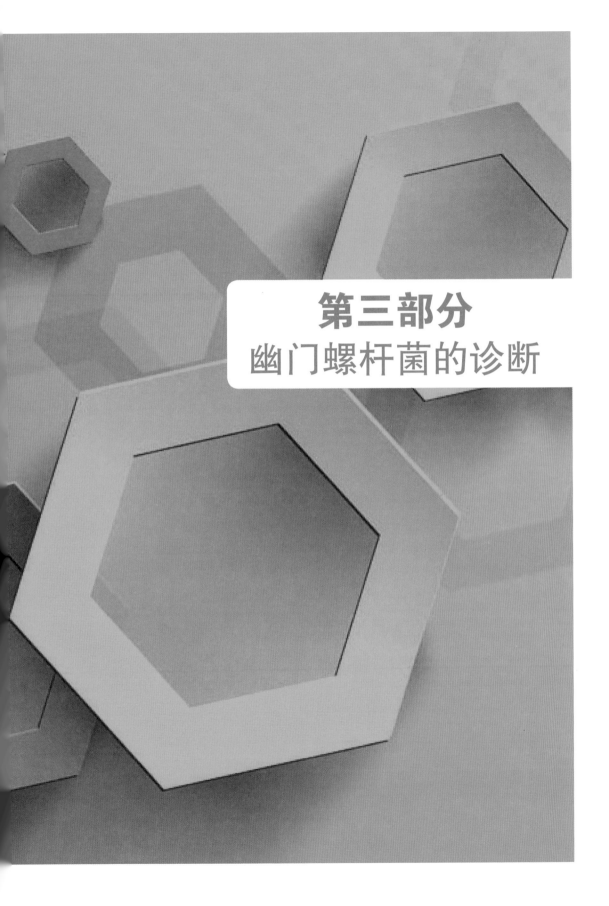

第三部分
幽门螺杆菌的诊断

1. 幽门螺杆菌感染的诊断方法
具体选择哪一种检查方法很有讲究

幽门螺杆菌感染的准确诊断，是规范治疗幽门螺杆菌的前提。世界胃肠病组织 2011 年建议"如无意治疗幽门螺杆菌，就不要检测幽门螺杆菌"。目前幽门螺杆菌感染的检测技术没有新的突破，主要依靠实验室检测。检测幽门螺杆菌的方法很多，主要可分侵入性（有创伤性）和非侵入性（无创伤性）两大类检查方法。侵入性的检查方法一般需要通过胃镜活检取得胃黏膜标本，存在一定的创伤性，故有一定的风险，检查前需要取得受检者的签字认可。非侵入性的检查方法属于无创伤性检查方法。患者就诊时，医生可根据病情需要和实际情况选择上述检查方法用于诊断幽门螺杆菌（表 3-1）。

表 3-1　幽门螺杆菌感染的诊断方法

侵入性检查	非侵入性检查
快速尿素酶试验	^{13}C-尿素呼气试验
组织学检查	^{14}C-尿素呼气试验
细菌培养	粪便抗原检测
荧光原位杂交	血清学检测
分子生物学方法	

一般来说，需要接受胃镜检查的患者宜首先选择快速尿素酶试验，因其价廉、并能快速获得结果。胃镜检查时钳取胃窦和胃体部位的黏膜标本做快速尿素酶试验，如尿素酶试验阳性亦可不再做病理检查幽门螺杆菌，如尿素酶试验阴性则应加做病理组织学检查幽门螺杆菌，以排除假阴性可能。如果需要做细菌耐药性检查或做菌株研究及传代检查，则应选择细菌培养的方法。跟踪随访幽门螺杆菌的根除疗效可选择 ^{13}C-或 ^{14}C-尿素呼气试验。血清学检查方法多用于人群的流行病学调查。另外还有一些以科研为目的的检查方法，主要包括分子生物学技术，例如聚合酶链式反应（PCR）、原位杂交术，可用于微量检测或菌种鉴定等，检测标本可使用胃黏膜组织、牙垢、唾液、粪便等。

2. 快速尿素酶试验
具有简便、快速、经济等优点

幽门螺杆菌是胃内具有丰富的尿素酶的细菌，它可分解检测试剂中的尿素产生氨和二氧化碳。氨能使试剂中 pH 升高，使试剂的颜色由黄色变为红色或紫红色（图 3-1）。胃黏膜标本放置于试剂中，观察其颜色变化以判断结果。若试剂颜色由黄褐色变为红色或紫红色，判为阳性，表示幽门螺杆菌感染；颜色变化越快，红色越深，表明胃黏膜内幽门螺杆菌越多。若试剂颜色不变则为阴性，表明无幽门螺杆菌感染。

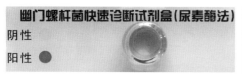

快速尿素酶试验标准试剂盒

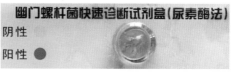

快速尿素酶试验结果：阴性

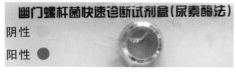

快速尿素酶试验结果：弱阳性

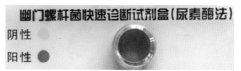

快速尿素酶试验结果：阳性

图 3-1　快速尿素酶试验

与细菌培养和组织学检测等方法相比，快速尿素酶试验具有简便、快速、经济等优点，是目前临床上最常用的幽门螺杆菌感染的诊断方法。快速尿素酶试验取材方法有一定的创伤性，有交叉感染或活检后出血风险。故快速尿素酶试验一般不作为观察根除幽门螺杆菌疗效的检查方法，使其应用受到一定的限制。快速尿素酶试验检测幽门螺杆菌并非完全准确，有时也会出现假阳性或假阴性结果。

（1）出现假阳性结果的影响因素

1）胃内 pH 改变　pH 在 4.5 以上时尿素酶开始有活性，pH 为 8.2 时活性最高。当患者流口水过多或有碱性胆汁反流入胃时，可污染胃黏膜活检标本使其表面 pH 大于 6.0，从而引起部分快速尿素酶试验呈弱阳性反应。服用奥美拉唑的患者常出现胃酸缺乏，继而导致一些产生尿素酶的细菌（如奇异变形杆菌或克雷伯杆菌）定植于胃黏液层，这些细菌在接种 24 小时后可产生假阳性反应，但在将活检标本置于试剂中 1 小时后观察时则常为阴性反应。由于接受质子泵抑制剂的患者快速尿素酶试验可呈假阳性反应，因此，医生会要求患者在作幽门螺杆菌检测前停用这类药物至少 2 周。

2）细菌感染　胃黏膜有非幽门螺杆菌类螺杆菌属细菌感染时，可出现假阳性反应，如作为 1% 胃炎病因的海尔曼螺杆菌也可呈尿素酶阳性反应。

3）黏液层厚度　胃黏液层可储存活性尿素酶，因此快速尿素酶试验时，活检标本中活性尿素酶的数量不仅与细菌数量成比例，而且与黏液层的厚度也有关。一个仅有少量幽门螺杆菌的患者如其黏液层较厚则可由于黏液中贮存的未变性尿素酶而呈尿素酶反应强阳性；反之，有大量幽门螺杆菌定植的患者若缺乏黏液层则可由于不能积聚未变性尿素酶而呈弱阳性反应。

（2）出现假阴性结果的影响因素

1）药物使胃酸缺乏

这是由于胃腔 pH 为 7.0 时可使细菌邻近区域的 pH 极度升高，从而使幽门螺杆菌因其自身尿素酶的作用而受到自身伤害。约 30% 服用常规剂量质子泵抑制剂（如奥美拉唑等）的幽门螺杆菌阳性患者，做 ^{13}C- 或 ^{14}C- 尿素呼气试验可呈假阴性，尽管此时胃黏膜仍存在少量细菌。同样，H_2 受体拮抗剂（如法莫替丁等）也可降低尿素酶试验的敏感性。服用铋剂或抗生素后 24 小时内，大部分幽门螺杆菌消失，尿素酶试验呈阴性反应。因此，检查幽门螺杆菌前，患者应主动向医生提供详细的药物服用史。

2）幽门螺杆菌数量会影响结果　尿素酶试验至少需要 1 000 个幽门螺杆菌才能产生阳性反应，当活检标本仅有 1 个或 2 个细菌则尿素酶试验可呈阴性反应。胃黏膜发生肠化等病理变化时，由于幽门螺杆菌不生长或不黏附于肠化黏膜，检测结果会出现阴性反应，由于幽门螺杆菌在胃内呈灶状分布，因此准确的诊断常依赖胃内多点黏膜活检。多数患者，自邻近胃角的小弯侧距幽门约 5 cm 处或与胃角相对的大弯侧取活检标本时敏感性和特异性均较高。儿童尿素酶试验敏感性很低（69%～75%），其原因可能与小儿型活检钳的使用有关。

研究发现，快速尿素酶试验在检测消化性溃疡合并出血的患者时，幽门螺杆菌感染率的敏感性较低，这可能是由于消化道内残存的血液抑制了尿素酶的活性，从而导致了尿素酶试验的敏感性降低。

3. 组织学检测幽门螺杆菌
可同时评估感染及胃黏膜病理变化情况

以幽门螺杆菌形态学特征为基础的组织学检查，目前被认为是诊断幽门螺杆菌感染的金标准。其优点包括能够评估幽门螺杆菌感染、胃黏膜炎症程度和萎缩、肠化生、癌变等相关病理改变，特异性高达 100%。缺点是需要通过胃镜检查取得胃黏膜组织，属于创伤性检测方法，敏感性稍低。组织学检测幽门螺杆菌感染的可靠性，依赖于胃黏膜活检标本的部位、数量、大小、病理改变、染色方法、染色及观察细菌的技术等因素。

目前组织学检测幽门螺杆菌的主要方法有：① 病理切片染色：幽门螺杆菌的染色方法很多，最常用是苏木素—伊红（HE）染色，最早应用的是 Warthin-Starry 银染；② 免疫组化方法：根据抗原抗体反应原理，可分为 ABC 法、PAP 法、免疫荧光和免疫金染色等多种方法，幽门螺杆菌抗体则有单抗和多抗两种，免疫组织化学染色不能作为常规的诊断手段，主要用于鉴别幽门螺杆菌球形菌；③ 黏液组织化学染色：为明确胃十二指肠的上皮化生情况，AB-PAS 染色和 HID/AB 染色较常用。

4. 幽门螺杆菌培养
费时、费力、费钱的检查，难以推广

细菌培养现被视为最具科学性的诊断幽门螺杆菌的"金标准"。培养幽门螺杆菌还可供纯化、保存、分型、作菌株鉴定，以及细菌特性和致病机制研究等多种科研用途。如今幽门螺杆菌耐药菌株日趋普遍，幽门螺杆菌培养能提供细菌耐药性资料，了解耐药性对临床用药极为重要。

但幽门螺杆菌培养仍存在不足，幽门螺杆菌通过微需氧培养，要求医院具有一定的设备和技术，由于幽门螺杆菌较脆弱，胃镜取标本后要求立即送培养，即使放置于专门配置的转送培养液及低温放置，如输送时间过长或保存不当，也会降低培养的成功率，且耗时长，故此方法会增加临床工作量和费用，难以推广。为提高培养成功率，取材的活检钳和胃镜活检孔道均应彻底清洗消毒，常在幽门螺杆菌最易定植的胃窦部取材送检，但在已使用药物治疗（质子泵抑制剂、铋剂和抗生素等）的患者，幽门螺杆菌会受抑制。细菌学培养方法能直接证明幽门螺杆菌的存在，无假阳性出现，细菌培养特异性近100%，但敏感性稍差（80%～95%）。

5. 尿素呼气试验
需要知道的检查步骤和注意事项

呼气试验包括 ^{13}C-和 ^{14}C-尿素呼气试验两种，目前均已在临床上用于幽门螺杆菌的检测，两者的敏感性和特异性没有很大区别。由于幽门螺杆菌在体内产生大量的尿素酶，可将尿素分解为氨（NH_3）和二氧化碳（CO_2），二氧化碳在小肠上段吸收后进入血液循环，最后随呼气排出（图3-2）。让受检查者口服 ^{13}C 或 ^{14}C 标记的尿素后，如果胃内有幽门螺杆菌感染，就可以将 ^{13}C 或 ^{14}C 标记的尿素分解为 ^{13}C 或 ^{14}C 标记的二氧化碳。因此，用高精度的气体放射性核素比值质谱仪来探测呼气中 ^{13}C 或 ^{14}C 的增加，即可诊断幽门螺杆菌的感染。由于口服的 ^{13}C-或 ^{14}C-尿素到达胃后呈均匀分布，只要在 ^{13}C-或 ^{14}C-尿素接触的部位存在着幽门螺杆菌感染，就可灵敏地检测到。由于

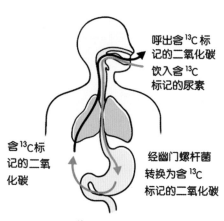

图3-2　^{13}C-尿素呼气试验原理

^{14}C-尿素呼气试验具有微量放射性，故目前各级医疗机构推广应用^{13}C-尿素呼气试验。

^{13}C-尿素呼气试验要求受检查者在空腹状态下（通常要求空腹过夜或空腹达4小时以上）进行，检查步骤如下（图3-3）：① 空腹留取第一次呼气样本；② 口服^{13}C-尿素试剂后开始计时；③ 第30分钟时留取第二次呼气样本；④ 将2次呼气样本送至分析仪进行分析。

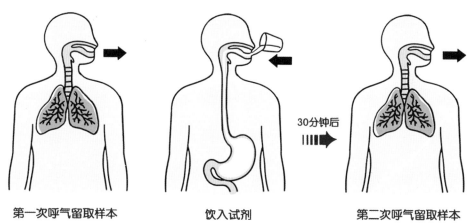

第一次呼气留取样本　　　　饮入试剂　　　　第二次呼气留取样本

图3-3　^{13}C-尿素呼气试验操作步骤

^{13}C-尿素呼气试验检查的注意事项：① 试验前必须禁食，由于大量饮用液体（如饮用牛奶等）可在感染不很严重时稀释幽门螺杆菌尿素酶活性，出现假阴性；② 受检查者应停用制酸剂、抑酸剂、铋剂2周、停用抗生素4周后再接受检查；③ 在整个检查过程中应保持安静（坐、卧位均可）状态，若在检查过程中有较剧烈的活动，会使饮用^{13}C-尿素试剂后的高峰提前，可能影响检测结果；④ 若有严重呼吸功能不全者，会明显影响本试验的测定结果。

为提高尿素呼气试验的规范性，推广尿素呼气试验在幽门螺杆菌检测中的应用，推动早期胃癌筛查和幽门螺杆菌感染的防控，2020年12月，国家消化系疾病临床医学研究中心（上海）、中华医学会健康管理学分会及中华医学会核医学分会共同制定并发布了国内首部《幽门螺杆菌—尿素呼气试验临床应用专家共识（2020年）》。

6. ^{13}C-和 ^{14}C-尿素呼气试验的优缺点
^{13}C 无放射性，^{14}C 有极低量放射性

^{13}C 是一种稳定核素，不仅在大自然中以特定的比例天然存在，还因为其不具有放射性，对人体、对环境均无任何危害，因而在医学生物学领域得到越来越多的运用。尿素也是人体内正常成分，广泛存在于血液、脏器、乳汁中，即使口服大大超过检查所需的剂量，也不会有任何不良反应。^{13}C-尿素呼气试验就是特异性诊断胃内幽门螺杆菌感染的一种方法。^{13}C-尿素呼气试验反映胃内幽门螺杆菌感染情况较为全面，其敏感性、特异性和准确率均在 95% 以上，已被列为诊断幽门螺杆菌感染的"金标准"，也是判断幽门螺杆菌是否根除的"金标准"。^{13}C-尿素呼气试验操作简便快速，安全性高，患者无痛苦，此法适用于任何年龄的受检查者，患者依从性好，目前已推荐在包括儿童、孕妇、哺乳期妇女及年老体弱者在内的广大人群中运用。

缺点是对于呼吸功能不良的患者，可影响本试验的准确性。胃动力较强者呼气试验的峰值提前，胃动力减弱者其峰值延迟，如果存在幽门梗阻或者胃轻瘫，则可能出现呼气试验假阴性结果。目前，已有红外光谱分析仪替代了昂贵的质谱仪，用于尿素呼气试验的检测，达到了便携式、简便、快速和费用低廉的特点，有利于基层医疗单位推广应用。而呼气试验阴性不等于没有"胃病"，要想真正全面性地了解胃的健康状况，胃镜检查必不可少。

^{14}C 是一种放射性核素，物理半衰期长达 5 730 年，对儿童和孕妇应禁止使用，即使是一般人群，也不宜在短期内重复使用。此外，^{14}C 对环境的放射性污染以及对实验室操作人员的潜在辐射损伤，使其临床应用受到较大限制。

^{14}C 虽有以上不足，但其价格便宜，且操作简单，仅需一次呼气，诊断幽门螺杆菌感染同样具有高度的敏感性和特异性。据文献报道，目前 ^{14}C-尿素的用量已从原来的 370 kBq 降至 37 kBq 的极低量；而从放射学检查角度，此

剂量约为胸透的 1/7、钡餐的 1/1 000，而且 ^{14}C 很快从呼出气体或尿液中排出体外，动物实验所测在心、肝、肺、肾和肌肉等 12 种组织未见特异性积累。因此可以认为 ^{14}C-尿素呼气试验是比较安全的。由于 ^{14}C 尿素微量使用，危害不大，美国食品药品管理局（FDA）已批准使用。

当 ^{13}C 和 ^{14}C-尿素呼气试验的检测值接近正常值时，结果不可靠，可间隔一段时间后再次检测或用其他方法检测。胃部分切除术后患者用该方法检测幽门螺杆菌的准确性显著下降，可采用快速尿素酶试验和（或）组织学方法检测。

7. 粪便抗原检测
适用于所有人群，包括儿童、老人及孕妇

胃上皮细胞每 1～3 天更新 1 次，在其更新的过程中，这些上皮细胞及在其表面定植的幽门螺杆菌脱落后经幽门至小肠和大肠，随粪便排出体外，粪便标本容易获得，因而可采用酶免疫分析双抗体夹心法的原理检测粪便幽门螺杆菌抗原。近年的研究证实了这一方法的敏感性和特异性均在 90% 以上，可与 ^{13}C-或 ^{14}C-尿素呼气试验相媲美。受试者只须留取粪便标本而不需口服任何试剂，适用于所有年龄（包括儿童和老人）和所有类型（包括孕妇）的患者，且无任何毒性反应。此外，由于检测的是幽门螺杆菌抗原，因此可准确反应幽门螺杆菌现症感染情况，值得在临床上推广。

受检者可以在早晨留取粪便作幽门螺杆菌抗原检测，注意腹泻粪便或过度浸泡的粪便视为不合格的标本，不可用于检测。

8. 血清学试验
不用作确诊或疗效的判断依据

血清学检测是诊断幽门螺杆菌的非侵入性检测方法，主要包括 ELISA 法、酶免疫试验、乳胶凝集试验和 Western-blot 检测等。血清学方法可用来检测幽门螺杆菌抗体水平，由于幽门螺杆菌根治后血清中抗体滴度水平还可

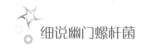

继续维持阳性状态达半年之久，因而该方法不能反映幽门螺杆菌的现症感染，也不能用于疗效观察。

目前常用的检测幽门螺杆菌的血清学方法多为检测幽门螺杆菌的 IgG，很少检测幽门螺杆菌的 IgA。血清抗体水平可通过指血（毛细血管）或静脉血测定。患者无须作任何准备，故此方法简便易行。指血测定时，由于手指的挤压可造成血样本中混入组织液而使血细胞比容发生改变，从而使其结果产生一定的差异；静脉血受乳糜微粒的影响，后者可改变多种膜的血浆通透性，这种方法的准确性为90%。血清学检测的金标准是免疫印迹试验，在同一患者中可检出多种抗原。这一方法诊断幽门螺杆菌感染的准确率高达95%～97%，但非常昂贵。

传统的 ELISA 方法不能确定不同毒力菌株幽门螺杆菌的感染状况。近两年来根据幽门螺杆菌毒力成分抗原制备的 ELISA 方法有其独到之处，虽然敏感性有所下降，但特异性大大提高，可达100%，可以在很大程度上判断不同毒力菌株的幽门螺杆菌。

幽门螺杆菌血清学检测是目前非创伤性检查中广泛应用而有成效的检测方法，是唯一不受近期用药和胃内局部病变影响的检测方法。其虽有较高的敏感性与特异性，但血清学试验阳性并不能区分现症感染还是既往感染，因在幽门螺杆菌根除后，血清 IgG 抗体仍会长期存在，故不能作为抗幽门螺杆菌治疗疗效的判断指标。现主要用于不同人群中幽门螺杆菌感染情况的流行病学调查和根除治疗后较长时间（＞6个月）的复查，一般不单独用作幽门螺杆菌感染和根除（治疗后1个月）的判断依据。

9. 诊断幽门螺杆菌感染的"金标准"
三个"金标准"各有所长

所谓"金标准"是指当前临床医学界公认的诊断疾病的最可靠、最准确、最好的诊断方法。临床上针对不同疾病的诊断，常常采用的金标准有：组织病理学检查（活检、尸检）、手术发现、影像诊断（CT、磁共振成像、B 超）和病原体的分离培养等。

检测幽门螺杆菌感染的"金标准"主要有3个：

（1）幽门螺杆菌培养

细菌培养被视为最具科学性的诊断"金标准"。幽门螺杆菌培养联合药敏试验能提供细菌耐药性依据，为临床制定根除幽门螺杆菌的方案提供参考。幽门螺杆菌培养还可分型、作菌株鉴定，以及对细菌特性和致病机制等做进一步研究。幽门螺杆菌培养特异性近100%，敏感性80%～95%。

（2）病理组织学检测

准确性高达90%以上，是临床最常用的另一诊断"金标准"。为提高诊断敏感性，按国际悉尼会议专家小组的推荐，应从胃窦和胃体用大号活检钳各取2块活组织送检，取样部位最好在小弯和大弯处，特别是经药物治疗后的病例，更应多点取样。

（3）^{13}C-尿素呼气试验

国际公认的检测幽门螺杆菌及抗幽门螺杆菌药物疗效监测的"金标准"。^{13}C无放射性，无不良反应，不污染环境，适用于任何年龄（包括儿童和老年人）及孕妇，本法准确性高，无创伤性，可反映幽门螺杆菌的活动感染，便于追踪疗效，临床应用较广，适宜在各级医疗卫生机构推广应用。

10. 如何选择幽门螺杆菌的检测方法
先无创，后有创

幽门螺杆菌感染的诊断方法多而繁杂，受检者选择时应考虑各自的经济承受能力，并在专科医生的指导下进行幽门螺杆菌的检测。如果仅检测幽门螺杆菌，对各种检测方法的选择原则是"先无创，后有创（即先选择无创伤性的检查，后选择有创伤性的检查）"，多种方法互相兼顾，关注孕妇和儿童。对于需要接受胃镜检查的患者，快速尿素酶试验是最好的选择。对于孕妇和儿童采用血清幽门螺杆菌抗体或粪便幽门螺杆菌抗原检测更好。当患者反复

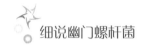

治疗失败时，可以通过细菌培养来进行药物敏感试验。^{13}C-尿素呼气试验具有无创、准确、快捷、价廉和无交叉感染等优点，是幽门螺杆菌感染诊断和随访的重要手段，特别值得在全国推广和应用。

11. 现症感染的诊断标准和根除标准
疗效评估最佳时间是疗程结束后4～8周进行

幽门螺杆菌现症感染标识目前正处于幽门螺杆菌感染中，符合以下3项之一者可判断为幽门螺杆菌现症感染：

- 胃黏膜组织快速尿素酶试验、组织切片染色或细菌培养3项中任1项阳性。
- ^{13}C-或^{14}C-尿素呼气试验阳性。
- 粪便抗原检测阳性。血清幽门螺杆菌抗体检测阳性提示曾经感染，从未治疗者可视为现症感染。

对于幽门螺杆菌现症感染的患者，选择理想的根除方案。在根除治疗结束后4～8周进行复查，首选^{13}C或^{14}C-尿素呼气试验，符合以下3项之一者可判断为幽门螺杆菌已根除：

- ^{13}C-或^{14}C-尿素呼气试验阴性者。
- 基于胃窦、胃体两个部位取材，所有部位快速尿素酶试验均为阴性者。
- 粪便抗原检测阴性。血清幽门螺杆菌抗体检测由阳性转为阴性者，但由于幽门螺杆菌抗体长期存在，故根除结束6个月后检查较为准确。

12. 哪些人需要进行幽门螺杆菌检测？
国际共识"如无意治疗就不要检测"

通常认为幽门螺杆菌感染是一种具有很大危害性的可传播的疾病，世界胃肠病组织2011年指南建议：如无意治疗就不要检测。如果必须进行幽门螺杆菌检测，目前国际上提议的最新检测指征如下：

（1）应该检测者

① 消化性溃疡患者，不论溃疡活动与否、出血与否；② 胃黏膜相关淋巴组织淋巴瘤患者；③ 急性胃炎、慢性胃炎伴明显胃黏膜异常（指胃黏膜糜烂、中—重度萎缩、中—重度肠化、不典型增生）患者、淋巴细胞性胃炎患者、增生性胃病患者；④ 胃增生性息肉、胃腺瘤患者；⑤ 上皮细胞样细胞增生或类癌患者；⑥ 胃癌术后（包括内镜下切除，进展期和早期胃癌术后）患者，异型增生内镜下切除术后患者。

（2）推荐或建议检测者

① 有胃癌或消化性溃疡家族史者；② 未经检查的非溃疡性消化不良者（可能是幽门螺杆菌阳性的消化性溃疡）；③ 强烈要求治疗者。

（3）是否检测尚存争议

① 胃食管反流性疾病不伴十二指肠溃疡者；② 经检查明确为非溃疡性消化不良者；③ 无消化性溃疡，但准备服用非甾体类抗炎药者。

（4）对于胃肠道外疾病患者一般不推荐检测

由于各地区在幽门螺杆菌感染率、幽门螺杆菌相关疾病发病率、经济状况、政府决策部门或医疗保险机构的认可程度等方面不尽相同，因此对该指征的执行情况也会有所差异。

13. 检测过程中需要注意的事项
避免检查结果受到干扰的一些问题

（1）不同检测试剂的准确性存在差异

应用的试剂和方法需经过验证。

（2）检测结果的准确性受到操作人员和操作方法差异的影响

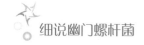

（3）避免某些药物对检测的影响

使用抗菌药物、铋剂和某些有抗菌作用中药者，应在至少停药 4 周后进行检测；使用质子泵抑制剂或 H_2 受体拮抗剂（即抑酸剂）者应在至少停药 2 周后进行检测。

（4）不同疾病状态对检测结果会产生影响

消化性溃疡活动性出血、严重萎缩性胃炎、胃恶性肿瘤可能会导致尿素酶依赖的试验呈假阴性。不同时间、采用多种方法或采用非尿素酶依赖试验的方法检测可取得更可靠结果。

（5）推荐残胃患者使用的方法

快速尿素酶试验、组织切片方法或粪便抗原检测方法，而残胃受试者用 ^{13}C- 或 ^{14}C- 尿素呼气试验检测幽门螺杆菌结果不可靠。近年来国内外学者研究认为，若优化检测方法（例如检查前漱口，饮入 ^{13}C- 尿素试剂后保持水平左侧卧位 30 分钟），并选择合适的评判标准（正常参考值由 3.5‰ 下调至 2.0‰），在残胃患者中实施呼气试验检测仍是可靠的。

（6）胃黏膜肠化生组织中幽门螺杆菌检出率低

存在活动性炎症时高度提示有幽门螺杆菌感染。活动性消化性溃疡患者排除非甾体类抗炎药及阿司匹林因素后，幽门螺杆菌感染的可能性超过 95%。因此，在上述情况下，如幽门螺杆菌检测阴性，要高度怀疑假阴性。不同时间或采用多种方法检测可能会取得更可靠的结果。

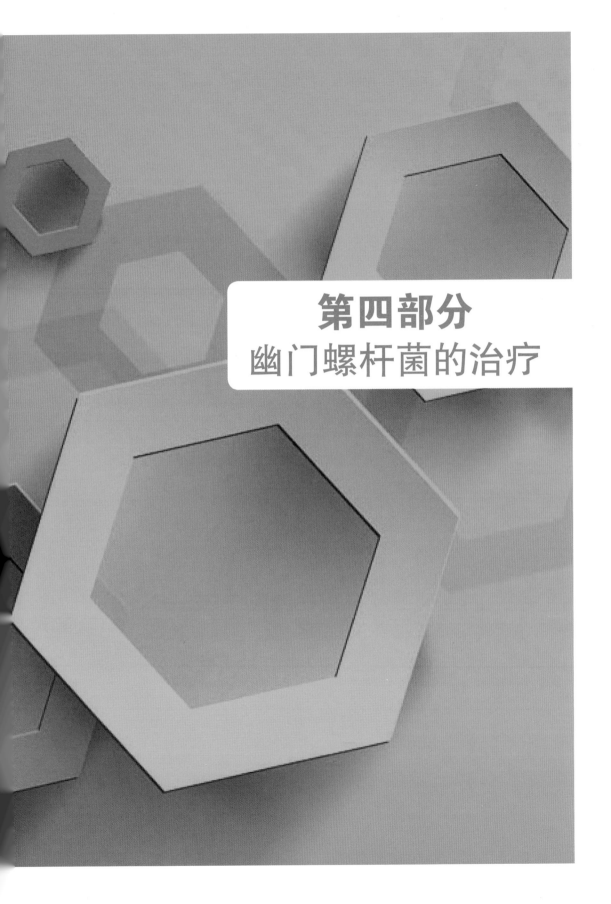

第四部分
幽门螺杆菌的治疗

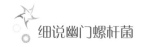

1. 感染了幽门螺杆菌都需要治疗吗?
国际共识在国内遭遇了"水土不服"

幽门螺杆菌与多种胃肠疾病和胃肠外疾病有关,国内自然人群平均感染率为 54.76%,也就是说我国至少有 7 亿人处于这种疾病的感染状态。幽门螺杆菌胃炎不管有无症状和(或)并发症,都是一种感染(传染)性疾病,根除幽门螺杆菌一方面对个人有利:① 有益于修复胃黏膜;② 消除活动性炎症;③ 改善部分消化不良症状;④ 促进消化性溃疡的愈合;⑤ 降低并发胃恶性病变的风险。另一方面对社会来说,可以减少传染源,降低对他人尤其儿童的感染率,减轻整个社会慢性胃病的负担,使后代少受慢性胃病的困扰。但幽门螺杆菌治疗费用不菲,鉴于国内不同地区经济发展程度不一,"感染幽门螺杆菌是否都需要根治?"这已成为医学专家及患者共同关注的焦点。

国际上,2015 年 9 月在日本京都召开了京都全球共识会议,形成了《幽门螺杆菌胃炎京都全球共识》,指出幽门螺杆菌胃炎是一种感染(传染)性疾病,无论患者是否出现症状、是否有消化性溃疡和胃癌等并发症,所有幽门螺杆菌感染者都应该接受根除治疗(图 4-1),除非有抗衡因素(包括患者伴随疾病、高龄、药物不良反应、社区再感染率高、卫生资源优先度安排等)。《幽门螺杆菌胃炎京都全球共识》中的以上观点得到了参会的全球专家的一致赞同(所有投票者均同意),这说明有充分的循证医学的证据支持,这似乎也预示着根除幽门螺杆菌不再需要"治疗指征"。这条国际上已达成 100% 共识的意见,在我国却遭遇了"水土不服"。

京都全球共识会议之后,2015 年 11 月国内专家在上海召开了研讨会并投票表决,对"幽门螺杆菌胃炎是感染(传染)性疾病"的同意率为 97.5%,达成共识(超过 80% 为达成共识);而对"所有幽门螺杆菌感染者都应该接受根除治疗"的同意率为 69.0%,未达成

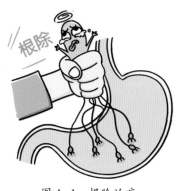

图 4-1　根除治疗

共识。国内专家的态度既承认幽门螺杆菌胃炎是感染（传染）性疾病，又不赞成幽门螺杆菌感染者全部进行根除治疗，这种矛盾的心态体现了国内学者对中国幽门螺杆菌感染现状的担忧，源自我国特殊的国情：① 幽门螺杆菌感染率高（40%～60%），即感染的人口基数大；② 幽门螺杆菌耐药率高，导致根除率下降；③ 再感染率高；④ 滥用抗生素等，故在国内主动筛查所有幽门螺杆菌阳性者并进行治疗不现实。

日本和我国同为胃癌高发和幽门螺杆菌感染率较高的国家，在 2013 年日本就将幽门螺杆菌根除治疗纳入了国家医疗保险范围，成为世界上首个实施全民幽门螺杆菌检测和治疗的国家，此外，日本还规划了消灭胃癌的路线图：幽门螺杆菌阳性的慢性胃炎患者均接受根除治疗，后续辅以定期内镜监测，计划在 10～20 年内显著降低胃癌的病死率。但是我国胃癌的发病率和幽门螺杆菌感染率有明显的地区差异，各地区卫生经济条件也有较大差距，且胃癌的发生涉及多个环节和多种危险因素，幽门螺杆菌感染者只有少数会发生胃癌。因此目前我国并未推荐所有幽门螺杆菌感染者均接受根除治疗，保留了幽门螺杆菌根除指征，对获益较大的个体进行"幽门螺杆菌检测和治疗"，符合中国实际情况，具有现实意义。

小知识

国际和国内关于幽门螺杆菌感染处理的重要共识报告有哪些？

鉴于幽门螺杆菌的危害性，国际、国内相继发表一系列关于幽门螺杆菌感染处理的重要共识报告。最早是在 1994 年由美国国立卫生研究院颁布的《幽门螺杆菌感染处理共识》，之后欧洲于 1997 年开始发布并不断更新《幽门螺杆菌感染处理的马斯特里赫共识》。近些年又出现了 3 个非常重要的国际共识：① 2015 年 9 月在日本正式发布的《幽门螺杆菌胃炎京都全球共识》，其内容主要与根除指征相关；② 2016 年 1 月在加拿大正式发布的《多伦多成人幽门螺杆菌感染治疗共识》，其内容主要与根除治疗相关；③ 2017 年 1 月在欧洲正式发布的《幽门螺杆菌感染处理的马斯特里赫-5/佛罗伦萨共识》，其内容涉及幽门螺杆菌感染处理的各个方面，是最具影响的国际共识，自 1997 年以来已先后召开 5 次相关会议，2017 年共识是最新的版本。

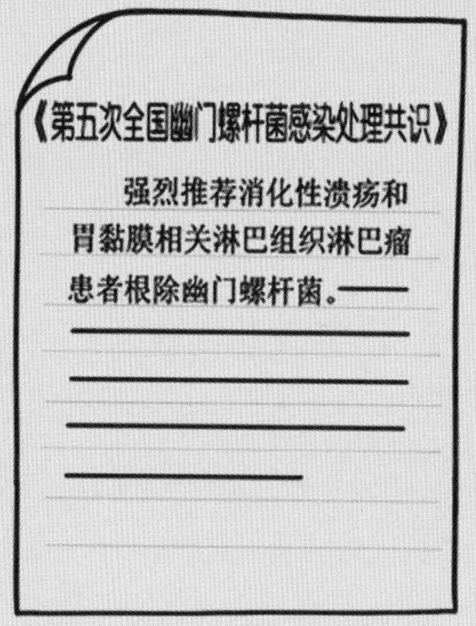

图 4-2　第五次全国幽门螺杆菌感染处理共识

国内的共识起步稍晚，从 1997 年开始制定第一部《幽门螺杆菌感染处理共识报告》，之后每隔 4～5 年更新 1 次。最新的第五次共识会议是 2016 年 12 月在浙江杭州召开，并于 2017 年 6 月正式发布《第五次全国幽门螺杆菌感染处理共识报告》。最新的国内《第五次全国幽门螺杆菌感染处理共识报告》也是充分借鉴上述 3 个重要国际共识，并结合我国国情制定的（图 4-2）。

我国是胃癌和幽门螺杆菌感染的双重高发国家，重视幽门螺杆菌感染的防治是预防胃癌的必由之路，也符合我国人民日益增长的美好生活需求。为此，2019 年 4 月，由国家消化系疾病临床医学研究中心（上海）和国家消化道早癌防治中心联盟牵头，组织国内外相关领域知名的专家学者开展讨论，并达成共识，于 2019 年 5 月正式发布《中国幽门螺杆菌根除与胃癌防控的专家共识意见（2019 年，上海）》。本共识对于我国开展胃癌的早筛、早诊、早治工作具有积极的指导意义。

由于儿童自身生长发育及药物代谢的特点，成人幽门螺杆菌感染的诊治指南并不完全适用于儿童，为了规范儿童幽门螺杆菌感染的诊断与治疗，2015 年国内中华医学会儿科学分会消化学组首次制定《儿童幽门螺杆菌感染诊治专家共识》；2016 年欧洲和北美继 2011 年联合制订国际上首个《儿童幽门螺杆菌感染的循证医学指南》之后，再次发布更新版本《儿童/青少年（＜18 岁）幽门螺杆菌感染处理相关指南》。

2. 国内的根除治疗指征
对获益较大的个体进行治疗

2016年12月15日至16日"第五次全国幽门螺杆菌感染处理共识会"在浙江杭州召开，全国幽门螺杆菌领域的专家和学组成员共80余人出席了会议，在借鉴学习国际共识基础上，结合我国国情，制定了《第五次全国幽门螺杆菌感染处理共识报告》，对临床实践具有充分指导意义。由于根除幽门螺杆菌后的获益存在差异，国内共识报告在"根除指征"中根据获益大小给予推荐分级，分为"强烈推荐"和"推荐"两种，例如消化性溃疡患者和胃黏膜相关淋巴组织淋巴瘤患者根除幽门螺杆菌后的获益一定是最大的，所以"强烈推荐"治疗。

（1）消化性溃疡

包括胃溃疡、十二指肠溃疡（无论是否活动和有无并发症史）：强烈推荐根除幽门螺杆菌，是根除幽门螺杆菌最重要的适应证。在发现幽门螺杆菌以前，消化性溃疡的主要治疗方法是胃大部切除术（图4-3），过去认为切除溃疡的好发部位可以预防溃疡的癌变，这种观点已被证实是不确切的。而在目前，根除幽门螺杆菌可以避免手术，而且能使溃疡愈合、显著降低溃疡复发率和并发症发生率。根除幽门螺杆菌使绝大多数消化性溃疡不再是一种慢性、

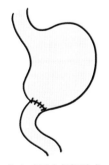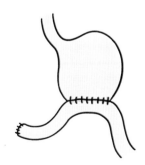

毕Ⅰ式胃大部切除术　　　　毕Ⅱ式胃大部切除术

图4-3　胃大部切除术

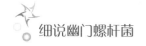

复发性疾病，而是可以完全治愈的疾病。

（2）胃黏膜相关淋巴组织淋巴瘤

强烈推荐根除幽门螺杆菌。胃黏膜相关淋巴组织淋巴瘤是一种少见的胃恶性肿瘤，约80%以上幽门螺杆菌阳性的早期、低级别胃黏膜相关淋巴组织淋巴瘤根除幽门螺杆菌后可获得完全缓解，但病灶深度较深者疗效降低。根除幽门螺杆菌已成为幽门螺杆菌阳性低级别胃黏膜相关淋巴组织淋巴瘤的首选治疗方案，如果根除幽门螺杆菌治疗后胃黏膜相关淋巴组织淋巴瘤无应答或进展，则需要化学治疗和（或）放射治疗。

（3）慢性胃炎伴消化不良

推荐根除幽门螺杆菌。消化不良是一组临床症状，包括餐后饱胀、早饱、上腹痛及上腹烧灼感等不适症状，幽门螺杆菌感染者几乎100%均有慢性活动性胃炎。根除幽门螺杆菌可使部分（1/12～1/5）消化不良患者（属于器质性消化不良）的症状得到长期（超过6个月）缓解，这一疗效优于其他任何治疗（包括促动力剂，消化酶制剂等）。此外，根除幽门螺杆菌还可预防消化性溃疡和胃癌，减少传染源。

（4）慢性胃炎伴胃黏膜萎缩或糜烂

推荐根除幽门螺杆菌。萎缩、糜烂和肠化生均为胃镜病理诊断。根据Lauren分型胃癌可以分为肠型和弥漫型两种，其中肠型胃癌（在肠化生基础上的癌变）占60%，幽门螺杆菌与肠型胃癌密切相关。在归因于感染所致的癌症中，幽门螺杆菌感染高居榜首（占85%以上）。真正幽门螺杆菌阴性者很少发生胃癌，若发生胃癌多为弥漫型胃癌。

肠型胃癌发展的一般病理过程要经历：正常胃黏膜→慢性浅表性胃炎→慢性萎缩性胃炎→肠化生→异型增生→胃癌。幽门螺杆菌感染者中最终有不足1%者发生肠型胃癌，萎缩和肠化生是从非萎缩性胃炎向胃癌演变过程中的重要病变阶段。根除幽门螺杆菌预防胃癌的最佳时机是胃黏膜处于非萎缩阶段（即萎缩、肠化生发生前），此时根除幽门螺杆菌获益最大，因为在萎缩肠化生发生前根除幽门螺杆菌可以降低胃癌发生风险（几乎可以完全预防肠型胃癌的发生）——作为胃癌的一级预防措施，还可预防相关的消化不良和消化性溃疡。这也就是日本为何把搜寻（检测幽门螺杆菌）时间定在12～20岁、把筛查（检测幽门螺杆菌＋胃镜病理，评估胃癌发生风险）时间定在满20岁的原因，就是要在萎缩、肠化生发生之前进行干预幽门螺杆菌。但也应该认识到，根除幽门螺杆菌并不能消除已有萎缩、肠化生者的胃癌发生风险，因为部分萎缩可以逆转，但肠化生似乎难以逆转，这就需要进一步胃镜定期随访并给予相应处理——以此来作为胃癌的二级预防措施。

（5）早期胃肿瘤已行内镜下切除或胃次全手术切除

推荐根除幽门螺杆菌。早期胃癌手术或内镜下切除后5年乃至10年生存率均很高，因此仍存在再次发生胃癌的风险，根除幽门螺杆菌可显著降低这一风险。不仅胃癌，高级别上皮内瘤变（异型增生）内镜下切除者根除幽门螺杆菌预防胃癌也是有益的。

（6）长期服用质子泵抑制剂

推荐根除幽门螺杆菌。越来越多的临床医生为患者处方质子泵抑制剂（如奥美拉唑、兰索拉唑、雷贝拉唑、泮托拉唑和艾司奥美拉唑等）抑制胃酸分泌。幽门螺杆菌感染者长期服用质子泵抑制剂可使胃内酸度下降，pH上升，有利于幽门螺杆菌从胃窦向胃体迁移，胃体炎症和萎缩进一步降低胃酸，从而导致以胃体萎缩为主的低胃酸或无酸型胃炎发生胃癌的危险性显著升高。因此长期服用质子泵抑制剂的幽门螺杆菌感染者推荐予以根除治疗。

（7）胃癌家族史

推荐根除幽门螺杆菌。绝大多数胃癌的发生是幽门螺杆菌感染、环境因素和遗传因素共同作用的结果。胃癌患者一级亲属的遗传易感性较高。遗传易感性难以改变，但根除幽门螺杆菌可以消除胃癌发病的重要因素，从而提高预防效果。

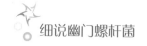

（8）计划长期服用非甾体类抗炎药（包括低剂量阿司匹林）

推荐根除幽门螺杆菌。由于冠心病和脑梗死等疾病的发病率增加，越来越多的患者长期服用阿司匹林等非甾体类抗炎药预防或治疗心脑血管疾病。然而幽门螺杆菌感染和服用非甾体类抗炎药（包括低剂量阿司匹林每天 100 mg）是消化性溃疡和溃疡并发症发生的 2 个独立危险因素。幽门螺杆菌感染与服用非甾体类抗炎药（包括低剂量阿司匹林）者发生胃十二指肠溃疡的风险增加相关；在长期服用非甾体类抗炎药（包括低剂量阿司匹林）前，根除幽门螺杆菌可降低服用这些药物者发生胃十二指肠溃疡的风险。但是，仅根除幽门螺杆菌不能降低已接受长期非甾体类抗炎药治疗患者胃十二指肠溃疡的发生率，这类患者即使在根除幽门螺杆菌后，仍需要持续抑酸治疗。

（9）其他

越来越多的证据表明，幽门螺杆菌感染与多种胃肠道外疾病相关，研究较多的是不明原因的缺铁性贫血和特发性血小板减少性紫癜。根除幽门螺杆菌可增加血红蛋白水平，在中重度贫血患者中更显著，与铁剂联合应用可提高疗效。根除幽门螺杆菌可使约 50% 的成人及约 39% 的儿童特发性血小板减少性紫癜患者血小板上升。

（10）证实有幽门螺杆菌感染

推荐根除幽门螺杆菌。治疗前应经过专科医生严格评估。年龄 < 35 岁、无报警症状（包括消化道出血、持续呕吐、消瘦、吞咽困难、吞咽疼痛或腹部肿块等）的幽门螺杆菌感染者，推荐根除幽门螺杆菌，此为幽门螺杆菌"检测和治疗"策略，已在全球范围内进行广泛评估。在治疗前需清楚上述处理策略的优点是不需要胃镜检查，但潜在的风险包括可能漏检上消化道肿瘤、掩盖病情和药物不良反应等，在胃镜检查费用高和上消化道肿瘤发病率低的地区实施上述策略有较高的成本—效益比优势，但在幽门螺杆菌感染率小于 20% 的地区，这一优势会消失。我国胃镜检查费用低、上消化道肿瘤发病率高，因此这一策略未得到推荐。而对于年龄 ≥ 35 岁、有报警症状、有胃癌家

族史或胃癌高发区的幽门螺杆菌感染者，则建议幽门螺杆菌检测和胃镜检查，目的是降低可能漏检上消化道肿瘤的风险，此为幽门螺杆菌"筛查和治疗"策略。胃镜检查可取决于患者的意愿。胃镜检查后再请专科医生重新评估是否需要根除幽门螺杆菌。

3. 溃疡愈合及复发与幽门螺杆菌有关
预防溃疡复发的重要措施

　　幽门螺杆菌与消化性溃疡的发生密切相关，十二指肠溃疡患者的幽门螺杆菌感染率在 90% 以上，胃溃疡患者亦可达 85%，现已明确，根除幽门螺杆菌可促进溃疡愈合、降低溃疡复发率和并发症发生率。

　　溃疡愈合后的频繁复发曾是消化性溃疡自然史的主要特点。用 H_2 受体拮抗剂（如法莫替丁）或质子泵抑制剂（如奥美拉唑）治疗后愈合的溃疡，停药后溃疡的年复发率超过 50%，胃溃疡的复发率略低于十二指肠溃疡。从前有"一旦溃疡，终身溃疡"的说法，反映了溃疡易复发的特点。根除幽门螺杆菌治疗不但促进溃疡的愈合，更重要的是，根除幽门螺杆菌可显著降低十二指肠溃疡和胃溃疡的复发率。有关根除幽门螺杆菌后溃疡复发率降低的报道很多，许多研究结果显示，根除幽门螺杆菌后溃疡的年复发率可降至 5% 以下。一些报道中复发率稍高，这可能与幽门螺杆菌未得到真正根除、幽门螺杆菌再感染或非幽门螺杆菌因素（如非甾体类抗炎药摄入等因素）有关。一般认为，若患者无幽门螺杆菌再感染，在 5 年或更长的时期中可继续保持溃疡不复发。因此，在消化性溃疡愈合后，为防止溃疡复发，幽门螺杆菌阳性病人仍需根除幽门螺杆菌。

4. 根除幽门螺杆菌能预防胃癌吗？
幽门螺杆菌被列为 I 类致癌因子

　　胃癌是一种严重威胁全球人类健康的高度侵袭性疾病。国际肿瘤研究机构发布的 GLOBOCAN2018 年研究结果显示，2018 年全球胃癌新发病例约

103.3 万例，死亡病例约 78.3 万例，分别位于恶性肿瘤发病率第 5 位、死亡率第 2 位。胃癌居男性恶性肿瘤发病率第 4 位，死亡率第 3 位；居女性恶性肿瘤发病率第 7 位，死亡率第 5 位。70% 以上的胃癌病例发生在发展中国家，半数以上在东亚地区，而我国有 41 万新发病例，其中 35 万人死亡，分别占全世界的 42.6% 和 45.0%。

自人类发现幽门螺杆菌以来，国内外多数报道非贲门区胃癌患者的幽门螺杆菌检出率显著高于年龄、性别相匹配的非癌对照组。1994 年，世界卫生组织已将幽门螺杆菌列为 I 类致癌因子（幽门螺杆菌属于肯定的致癌原，等同于吸烟是肺癌的第 I 类致癌原）。这也许会使人们得出这样的结论：胃癌是感染幽门螺杆菌后必然导致的结果，只要根除幽门螺杆菌即可预防胃癌。但流行病学资料同时显示，幽门螺杆菌与胃癌及胃癌前期相关病变并不成绝对的平行关系。幽门螺杆菌感染者中只有不到 1% 发生胃癌。其中最典型的例子是，在某些幽门螺杆菌感染率相当高的地区如非洲、东亚和东南亚，胃癌的发病率并不高；国内某些地区如广东、广西人群中幽门螺杆菌感染率也很高，而胃癌的发生率甚低。根据美国病理学家科雷亚提出的假说，胃癌的发生是一个多病因、多阶段的过程，正常胃黏膜→慢性浅表性胃炎→慢性萎缩性胃炎→肠化生→异型增生→胃癌，在这一漫长的过程中各种致病因子可能单独或协同作用于不同阶段。幽门螺杆菌启动慢性胃炎，幽门螺杆菌的持续感染导致胃黏膜萎缩和肠化生的发生和发展，即幽门螺杆菌作用于癌变过程的起始阶段。胃癌的发生是幽门螺杆菌感染、宿主遗传因素和环境因素等几方面共同作用的结果，全球归因分析表明，幽门螺杆菌在胃癌发生中的权重超过 85%。① 幽门螺杆菌的因素，不同幽门螺杆菌菌株之间的毒力因子存在差异，细菌毒力强者与胃癌的发生关系更密切；② 宿主的因素，种族、性别和遗传易感性等；③ 环境因素，高盐饮食、腌制食物、食物中缺乏抗氧化维生素（如缺乏新鲜蔬菜和水果）、吸烟、饮酒和水源中硝酸盐含量高等。

由此可见幽门螺杆菌是胃癌发生的必要条件，但不是充分条件。2014 年国际抗癌联盟发布《抗击胃癌共识报告》，该报告指出根除幽门螺杆菌可有效降低胃癌发生风险。在胃萎缩或肠化生发生之前根除幽门螺杆菌，阻断了

Correa 模式"肠型胃癌演变"进程，几乎可完全消除胃癌发生风险。已发生胃黏膜萎缩或肠化生者根除幽门螺杆菌，可延缓胃黏膜萎缩和肠化生的进展，也可不同程度降低胃癌的发生风险。因此，根除幽门螺杆菌的最佳年龄为 18～40 岁。近期一项来自中国香港的回顾性研究显示，在 60 岁以上老年人群中开展幽门螺杆菌根除也可获益，但其降低胃癌发生率的效果要在根除 10 年后才能显现。因此，根据各地区条件，评估可行性、根除效果和不良后果后，再考虑广泛筛查和根除幽门螺杆菌。我国已进入中国特色社会主义新时代，但卫生经济条件在不同地区仍存在发展不平衡、不充分，在自然人群中开展大规模幽门螺杆菌筛查工作时机尚不成熟。有学者建议目前应采取"伺机筛查"和"被动治疗"的策略为主，在患者出现可疑症状时检查有无幽门螺杆菌感染，对幽门螺杆菌阳性的患者进行规范的根除治疗。

5. 幽门螺杆菌根除治疗方案
选择根除方案，其实就是选择抗生素组合

国内最新的 2017 年《第五次全国幽门螺杆菌感染处理共识报告》将根除治疗方案设置为初次治疗和补救治疗，根除方案不再分设一线、二线及三线治疗方案，尽可能把疗效高的方案应用于初次治疗。

（1）治疗涉及三类药物

1）质子泵抑制剂　抑制胃酸分泌，提高胃内 pH，创造杀菌环境，从而增强抗生素作用（协同作用）。药物有奥美拉唑（20 mg/ 粒）、兰索拉唑（30 mg/ 粒）、雷贝拉唑（10 mg/ 粒）、泮托拉唑（40 mg/ 粒）、艾司奥美拉唑（20 mg/ 粒或 40 mg/ 粒）、艾普拉唑（5mg/ 粒）。

2）铋剂　局部抗菌剂，有杀菌活性，胃黏膜保护剂，不耐药。量小、疗程短、安全。不良反应：黑便，铋剂相关脑病，日本、法国禁止使用。药物有枸橼酸铋钾等。

3）抗生素　该方案中共涉及 6 种抗生素，其中 3 种抗生素（甲硝唑、克拉霉素、左氧氟沙星）耐药率高，治疗失败后重复使用应慎重选择；另外 3

种抗生素（阿莫西林、呋喃唑酮、四环素）耐药率低，治疗失败后仍可重复使用，不需要考虑耐药问题。

（2）根除方案分两种

根除方案分为"三联方案"和"四联方案"。

1）三联方案　既往根除幽门螺杆菌的治疗方案大体上可分为以质子泵抑制剂为基础的方案和以铋剂为基础的方案两大类。在质子泵抑制剂或铋剂的基础上加上克拉霉素、阿莫西林、甲硝唑（或替硝唑）3 种抗菌药物中的两种，组成"三联方案"，可用呋喃唑酮替代甲硝唑。然而随着幽门螺杆菌耐药率上升，报道的标准三联方案（质子泵抑制剂＋克拉霉素＋阿莫西林，或质子泵抑制剂＋克拉霉素＋甲硝唑）根除率已低于或远低于80%。通过延长疗程（从 7 天延长至 10 天或 14 天），根除率仅能提高约 5%，现已基本不再使用。

2）铋剂四联方案　在"三联方案"基础上增加一种"铋剂"，其优势在于铋剂不耐药、短期应用安全性高、失败后抗生素选择余地大，尤其对耐药菌株额外增加 30%～40% 的根除率。在幽门螺杆菌高耐药率背景下，铋剂四联方案重新受到重视，确立于 1995 年的经典铋剂四联方案（铋剂＋质子泵抑制剂＋四环素＋甲硝唑）的疗效再次得到确认，同时又研究拓展了新的铋剂四联方案，在 2017 年《第五次全国幽门螺杆菌感染处理共识报告》中，共推荐了 7 套"铋剂四联方案"（表 4-1），每种方案均为标准剂量的质子泵抑制剂＋铋剂 +2 种抗生素，其中标准剂量的质子泵抑制剂为：奥美拉唑 20 mg、兰索拉唑 30 mg、雷贝拉唑 10 mg、泮托拉唑 40 mg、艾司奥美拉唑 20 mg、艾普拉唑 5 mg，以上选一种质子泵抑制剂，每天 2 次，餐前半小时口服。标准剂量铋剂为：枸橼酸铋钾 220 mg，每天 2 次，餐前半小时口服。四联方案疗程均为 14 天，这些方案的根除率可达到 85%～94%。

表 4-1　根除幽门螺杆菌四联方案中抗生素组合、剂量和用法

方　案	抗生素 1（天）	抗生素 2（天）
1	阿莫西林 1 000 mg，2 次	克拉霉素 500 mg，2 次
2	阿莫西林 1 000 mg，2 次	甲硝唑 400 mg，3 次或 4 次

方　案	抗生素1（天）	抗生素2（天）
3	阿莫西林1 000 mg，2次	呋喃唑酮100 mg，2次
4	阿莫西林1 000 mg，2次	四环素500 mg，3次或4次
5	阿莫西林1 000 mg，2次	左氧氟沙星500 mg，1次或200 mg，2次
6	四环素500 mg，3次或4次	甲硝唑400 mg，3次或4次
7	四环素500 mg，3次或4次	呋喃唑酮100 mg，2次

7套铋剂四联方案中，由于我国左氧氟沙星耐药率为20%～50%，不少患者之前有左氧氟沙星用药史，尽管联合铋剂可以克服一定耐药，但高耐药率势必降低其根除率，为提高初次治疗根除率，借鉴国际共识，不推荐"左氧氟沙星四联方案"用于初次治疗，而适用于补救方案。

我国根除幽门螺杆菌首选铋剂四联方案，疗程均推荐采用14天。鉴于我国幽门螺杆菌耐药率有可能存在显著的地区差异，如果能够证实当地某些方案10天疗程的根除率接近或达到90%，则仍可选择10天疗程。目前共有7套方案，所有方案均含有质子泵抑制剂和铋剂，因此选择根除方案，其实就是选择抗生素组合。方案选择应该根据当地耐药率、个人用药史，并权衡疗效、费用、不良反应、药物可获得性，进行个体化抉择。其中6套方案适用于初次治疗（除去左氧氟沙星四联方案），补救治疗避免选择已用过的方案，补救方案也有6套（包括左氧氟沙星四联方案）。

6. 青霉素过敏者根除治疗方案
尽可能提高初次治疗的根除率

7套铋剂四联方案中，含青霉素类药物（阿莫西林）的方案有5套。一旦患者青霉素过敏，国内最新的2017年《第五次全国幽门螺杆菌感染处理共识报告》推荐了3套四环素方案和3套克拉霉素方案（表4-2）。值得注意的是，第2、第3套方案中（克拉霉素＋甲硝唑，克拉霉素＋左氧氟沙星）的两种抗生素耐药率已经很高，若初次治疗失败后，抗菌药物选择余地小，应

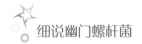
尽可能提高初次治疗的根除率。

表4-2 青霉素过敏者铋剂四联方案中抗生素组合、剂量和用法

方　案	抗生素1（天）	抗生素2（天）
1	克拉霉素500 mg，2次	呋喃唑酮100 mg，2次
2	克拉霉素500 mg，2次	甲硝唑400 mg，3次或4次
3	克拉霉素500 mg，2次	左氧氟沙星500 mg，1次或200 mg，2次
4	四环素500 mg，3次或4次	呋喃唑酮100 mg，2次
5	四环素500 mg，3次或4次	甲硝唑400 mg，3次或4次
6	四环素500 mg，3次或4次	左氧氟沙星500 mg，1次或200 mg，2次

小知识

根除治疗时要注意哪些事项?

（1）谨遵医嘱

严格掌握幽门螺杆菌根除的适应证，治疗规范化，切莫症状好转就擅自停药。

（2）切忌少服、漏服

严格按照根除方案要求服药，强调联合用药，切忌少服、漏服或半途而废，这样不仅会使治疗失败，更重要的是会造成幽门螺杆菌耐药，给下次治疗带来困难。

（3）切忌延长与重复治疗

不要任意延长疗程或重复治疗，采用14天疗程，时间已经足够，不需要再延长时间或吃更多的药，因为这样做不会增强疗效，只会显著增加药物不良反应。

（4）及时反映

遇有严重不良反应（如过敏、肝损害等）及时与处方医生联系。

（5）服药方式和时间

由于根除幽门螺杆菌药物主要在胃腔内发挥作用，因此，建议服药时以适量（100 mL左右）温开水送服，切忌与饮料食物同服，因为这样会稀释胃内根除幽门螺杆菌药物浓度，干扰根除幽门螺杆菌药物发挥作用。质子泵抑制剂和铋剂，建议餐前半小时口服；抗生素建议餐后半小时口服。

（6）复发

幽门螺杆菌成功根除后如症状仍持续存在或短期缓解后复发，说明消化不良症状不是由幽门螺杆菌引起，即不是器质性消化不良，而是属于功能性消化不良，此时需要使用质子泵抑制剂、促动力药、抗焦虑药和（或）抑郁药物等其他治疗方法。

（7）治疗后复查尿素呼气试验，检测数值只要低于正常参考值就可以了，说明幽门螺杆菌已被根除，检测数值并不需要降到"0"。根除治疗成功后再去吃药也不会有巩固作用，更不可能预防复发。

7. 伴同疗法和序贯疗法
我国应用疗效均欠佳

铋剂四联方案中，由于铋剂在国外部分国家和地区获得药物困难或禁止使用，从方案的组成上缺少了"铋剂"等同于又回到了"三联方案"，为了提高幽门螺杆菌根除率，欧洲确立了"非铋剂四联方案"，包括伴同疗法和序贯疗法。"伴同疗法"：质子泵抑制剂＋阿莫西林＋克拉霉素＋甲硝唑，剂量及用法同前。为增强疗效抗生素增加至3种（阿莫西林、克拉霉素及甲硝唑），国外根除率接近或与"铋剂四联方案"相当，此方案是非铋剂四联方案中克服幽门螺杆菌耐药的最有效方案，但缺点是选择3种抗生素疗效增加的同时，耐药率也会增加，一旦失败，后续抗生素的选择余地小，除非有铋剂禁忌，一般不推荐"伴同疗法"。于是又产生了"序贯疗法"：前5天或7天质子泵抑制剂＋阿莫西林，后5天或7天质子泵抑制剂＋克拉霉素＋阿莫西林，即把3种抗生素分为前后两个阶段服用（前5天或7天，后5天或7天），剂量及用法同前。但"伴同疗法"和"序贯疗法"在我国应用疗效均欠佳。

8. 根除方案需要联合用药
根除率超过 80% 方可被推荐为可接受的方案

幽门螺杆菌的感染率在不同国家、同一国家不同地区和不同年龄段人群中有很大的差别。发展中国家人群中的幽门螺杆菌感染率一般为50%～80%，而发达国家为25%～50%。幽门螺杆菌感染后，除非进行治疗，机体一般难以自行清除，多数造成"终身感染"。

临床实践中幽门螺杆菌感染不易根除。主要原因是：① 大多数口服抗生素在胃内低 pH 环境中活性降低；② 口服抗生素难以穿透黏液层接触到胃黏膜上皮细胞表面的幽门螺杆菌；③ 幽门螺杆菌产生的尿素酶分解尿素产氨在幽门螺杆菌周围形成"氨云"，从而保护幽门螺杆菌免受胃酸破坏。迄今为止，尚无单一抗生素能有效地根除幽门螺杆菌。因而发展了将抑制胃酸分泌的药物、抗生素或起协同作用的铋剂联合应用的多种根除治疗方案。

理想的根除幽门螺杆菌方案应符合幽门螺杆菌根除率高、不良反应少、经济、简便和无耐药发生的标准。但迄今为止尚无一个方案臻于完全理想。疗效、不良反应和费用是决定选择何种方案的主要因素。增加药物剂量、增加抗生素种类和延长疗程，可提高幽门螺杆菌根除率，但不良反应和费用亦随之增加。一般幽门螺杆菌根除率≥80%的根除方案被推荐为可接受的方案。

小知识

什么是抗生素耐药性?

抗生素的耐药性是和抗生素的敏感性相对应的,耐药指细菌对抗生素的敏感性降低。某菌株能被某种抗菌药物抑制或杀灭,则该菌株对该抗生素敏感;反之,则为耐药。耐药性的程度用某药物对细菌的最小抑菌浓度(MIC)表示。临床上当某抗菌药物对某菌株的 MIC 小于该抗菌药物的治疗浓度,则为敏感,抗菌药物对某菌株的 MIC 大于该抗菌药物的治疗浓度,则为耐药。

抗生素耐药性分为:① 原发耐药,又称为固有耐药,是由细菌染色体基因决定的对抗生素的耐药性,可代代相传;② 继发性耐药,又称为获得性耐药,是指细菌在接触抗生素后,改变代谢途径,使自身产生不被抗菌药物杀灭的抵抗力,这种耐药菌可通过耐药基因的传代、转移、传播、扩散、变异形成高度和多重耐药。

9. 抗生素耐药性对根除的影响
耐药显著影响根除率

随着治疗幽门螺杆菌感染的广泛应用以及相关抗生素的滥用,幽门螺杆菌的耐药性问题耐药基因突变日趋突出,抗生素的耐药性是根除幽门螺杆菌疗效不佳或治疗失败的主要原因。2017 年《第五次全国幽门螺杆菌感染处理共识报告》推荐的用于根除治疗的 6 种抗菌药物中,阿莫西林(耐药率 0～5%)、呋喃唑酮(耐药率 0～1%)和四环素(耐药率 0～5%)的耐药率仍很低,而甲硝唑的原发耐药率达到 40%～70%,克拉霉素达到 20%～50%,左氧氟沙星达到 20%～50%,幽门螺杆菌还可对这些抗生素发生二重、三重甚至更多重耐药,对抗生素的耐药显著影响根除率(从近 90% 降至 70% 左右)。"耐药"是当前处理幽门螺杆菌感染的最大难题,反复根除治疗失败造成医疗资源的极大浪费,也必将进一步加重抗生素耐药,而抗菌药物的发现、研发速度远赶不上

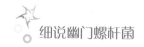

耐药速度。从长远来看，如果现在不采取行动，高度重视首诊成功根除幽门螺杆菌的重要性，将来可能面临无有效抗生素治疗幽门螺杆菌感染的局面。

10. 抗生素如何杀菌
通过三种机制发挥杀菌作用

根据对病原菌的作用靶点，可将抗生素的作用机制分为三类。

（1）干扰细菌细胞壁的合成

细菌（支原体除外）具有细胞壁，其主要成分是肽聚糖。β-内酰胺类抗生素主要抑制肽聚糖合成所需的转肽酶（即青霉素结合蛋白），阻止肽聚糖链的交叉连接，使细菌无法形成坚韧的细胞壁（图4-4）。细菌一旦失去细胞壁的保护，就会变形、裂解而死亡。

（2）影响蛋白质的合成

多种抗生素可影响细菌蛋白质的合成，其作用部位及作用时段各不相同。四环素类主要作用于细菌核糖体的30S亚单位，氯霉素、红霉素、林可霉素类则主要作用于50S亚单位，导致细菌蛋白质合成受阻。

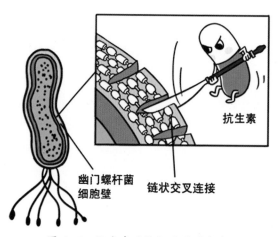

抗生素

幽门螺杆菌
细胞壁

链状交叉连接

图4-4　抗生素干扰细胞壁的合成

（3）抑制核酸合成

抗生素可通过影响细菌核酸合成发挥抗菌作用。如利福平与依赖 DNA 的 RNA 聚合酶结合，抑制 mRNA 的转录。喹诺酮类药物可作用于细菌 DNA 旋转酶而抑制细菌繁殖。

小知识

细菌对抗生素的耐药性是如何产生的？

了解细菌的作用机制是理解耐药产生的基础，下面我们来看看细菌的耐药性是如何产生的。

（1）产生钝化酶

对青霉素类耐药的菌株可产生 β - 内酰胺酶，该酶能特异性地打开药物分子结构中的 β - 内酰胺环，使其完全失去抗菌活性。

（2）药物作用靶位的改变

细菌能改变抗生素作用靶位的蛋白结构和数量，导致其与抗生素结合的有效部位发生改变，影响药物的结合，使细菌逃过抗生素的追杀。如青霉素结合蛋白的改变导致对 β - 内酰胺类抗生素耐药。

（3）抗菌药物的渗透障碍

抗生素必须进入细菌内部到达作用靶位后，才能发挥抗菌效能。细菌的细胞壁和（或）外膜通透性的改变，可形成一层"盔甲"，使抗菌药物不能进入细菌内部与靶位接触，从而严重影响抗菌效能。

（4）主动外排机制

除了形成"盔甲"，细菌还可将进入菌体内的抗菌药物排出体外。

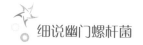

已发现数十种细菌的外膜上有特殊的药物主动外排系统，药物的主动外排使菌体内的药物浓度不足，难以发挥抗菌作用而导致耐药。

（5）细菌生物被膜形成

生物被膜是相对于单个分散的浮游状态的细菌生存形式而言的一种独特的细菌生存形式，是细菌为适应环境而形成的，它能够阻止药物渗透到细菌细胞内。细菌生物被膜形成后耐药性可成倍增长，显著降低抗菌药物的疗效。

11. 铋剂在根除方案中的作用
协同杀菌，克服耐药

临床实践证明铋剂不仅有根除幽门螺杆菌作用，而且无耐药性。常用的铋剂有胶态次枸橼酸铋和次水杨酸铋。在体外，铋剂能抑制幽门螺杆菌的生长。服用单次剂量的铋剂，胃黏液层的铋即可达到足以杀菌的浓度。杀菌的机制还不十分清楚，有研究者认为可能是铋剂能破坏幽门螺杆菌的细胞壁，还能阻止幽门螺杆菌对上皮细胞的黏附作用等原因。

1988年英国微生物学家古德温等人的研究首次提示铋剂能防止继发性耐药的产生，而且铋剂与抗生素联用使用，起到协同拮抗幽门螺杆菌的作用，能更好地克服原发性耐药，并能阻止继发性耐药的产生。

20世纪70年代在欧洲，因长时间、高剂量使用铋剂而发生了铋剂相关性脑病并导致了严重的后果，在法国和日本铋剂被禁用。目前使用的铋剂是不易溶解的无机盐，全身吸收很少（＜1%），且用于根除幽门螺杆菌的铋剂量小、疗程短，其血液浓度远低于50 mg/L的中毒阈值，不会导致神经中毒，最常见的不良反应是黑便。

目前世界上不少国家和地区已不能获得单独的铋剂，但新的含铋混合制剂（枸橼酸铋钾、四环素和甲硝唑置于同一胶囊中，商品名为Pylera）又在试验和推广中。在根除幽门螺杆菌治疗中，含铋剂方案与不含铋剂方案的不良反应相比，仅粪便呈黑色（铋剂颜色）有差异，提示短期服用（1～2周）铋剂有相对高的安全性。

12. 质子泵抑制剂在根除方案中的作用
为抗生素发挥作用创造最佳根除环境

许多抗生素在体外具有较强的根除幽门螺杆菌能力，但化学性质不耐酸，在pH极低的胃液中易被降解，不能充分发挥其根除幽门螺杆菌活性的能力。质子泵抑制剂与抗生素协同根除幽门螺杆菌机制：① 幽门螺杆菌强力抑酸后，增加某些不耐酸抗生素（如阿莫西林）的吸收利用；② 高度抑酸后，胃内pH > 5.5，可使某些抗生素（如克拉霉素，四环素等）对幽门螺杆菌的MIC_{90}（抑制90%细菌生长的最小药物浓度）显著降低；③ 抑制幽门螺杆菌的尿素酶活性；④ 减少胃液分泌，增加胃液中抗生素的浓度；⑤ 质子泵抑制剂本身对幽门螺杆菌有抑制作用；⑥ 质子泵抑制剂可部分克服甲硝唑和克拉霉素的原发耐药性，降低这两种抗生素的继发耐药性。

小知识

质子泵抑制剂是什么药物？

质子即为氢离子（H^+）。1974年，一名国外科学家发现了胃黏膜细胞膜上含有一种消耗能量的蛋白（三磷酸腺苷，ATP），这种蛋白能将一个离子H^+分泌至细胞外，同时把一个离子K^+转运至细胞内，这就是H^+/K^+-ATP酶（胃质子泵）。H^+/K^+-ATP酶是胃酸分泌的最后一个环节，阻断这一环节就能达到抑制各种因素引起的胃酸分泌的目的（图4-5）。此前确认苯并咪唑类化合物CMN-131（2-吡啶基硫代乙酰胺）具有抑酸作用。随着H^+/K^+-ATP酶的发现，美国科学家于1974年合成了Timoprozole——第一个具有抑制质子泵作用的CMN-131类似物。后来，于1976年和1979年相继发现了具有较好活性和稳定性的

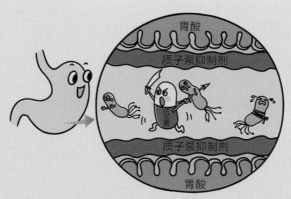

图 4-5　质子泵抑制剂的作用

Picoprazole 和奥美拉唑。质子泵仅存在于胃壁细胞表面，而 H$_2$ 受体还存在于其他组织，因此与 H$_2$ 受体拮抗剂相比，质子泵抑制剂具有作用专一、选择性高、不良反应小和作用强等优点。根据质子泵抑制剂与 H$^+$/K$^+$-ATP 酶结合的方式不同可以分为不可逆型质子泵抑制剂（共价结合）和可逆型质子泵抑制剂（离子结合），目前临床常用的质子泵抑制剂中，奥美拉唑、兰索拉唑、泮托拉唑、艾司奥美拉唑和艾普拉唑为不可逆型质子泵抑制剂。此类药物不可逆抑制胃酸分泌，长期用药易引起胃酸缺乏，诱发胃窦反馈机制，导致高胃泌素血症，还可能引起内分泌细胞增生，因此不宜长期连续使用。雷贝拉唑为部分可逆型质子泵抑制剂，沃诺拉赞和瑞伐拉赞为新一代可逆型质子泵抑制剂。可逆型质子泵抑制剂与质子泵以离子键结合，对酸的抑制作用可逆，作用时间短，能调节性减少胃酸分泌，而不会造成过度抑制，因此能避免胃酸缺乏，减少不良反应。该类药物中目前有瑞伐拉赞（revaprazan）在韩国上市，沃诺拉赞（vonoprazan）已在日本上市，我国也在研究开发中。可逆型质子泵抑制剂将成为抑酸治疗的重要研究方向。

　　为促进临床合理用药，减轻患者经济负担，保障医疗质量和提高医疗安全发挥积极作用，中国药学会医院药学专业委员会及国家卫生健康委合理用药专家委员会于 2020 年先后制定并发布了《质子泵抑制剂优化应用专家共识》和《质子泵抑制剂临床应用指导原则（2020 年版）》，为临床医师、药师和护士提供了全面的质子泵抑制剂合理应用规范。

13. 质子泵抑制剂的种类和不良反应
是一种安全有效的药物

目前质子泵抑制剂常用的品种有：奥美拉唑、兰索拉唑、潘妥拉唑、雷贝拉唑和艾司奥美拉唑等。

不同质子泵抑制剂之间的药代动力学和药效学是不同的，它们受到食物、抗酸剂和药物间相互作用的影响，尤其质子泵抑制剂的抑酸作用受到药物作用强度、宿主参与质子泵抑制剂代谢的 CYP2C19 基因多态性等因素影响。通过宿主 CYP2C19 基因多态性研究与检测，可以进一步了解人群质子泵抑制剂的代谢基因型（快、中、慢代谢型），合理选择质子泵抑制剂的类型或剂量，有助于提高幽门螺杆菌根除率。奥美拉唑、兰索拉唑和泮托拉唑属于第一代质子泵抑制剂，雷贝拉唑、艾司奥美拉唑和艾普拉唑为第二代质子泵抑制剂，第二代与第一代比较，起效迅速、持续时间长、不良反应小和有特别高的器官特异性，对 pH 有较高的选择性，可在胃壁细胞 pH 低的酸性环境中被活化，因此对胃壁细胞的作用更专一；在酸性环境中比第一代质子泵抑制剂更稳定；可以与其他药物一起处方，不会因药物相互作用而引起并发症的危险。

质子泵抑制剂与胃壁细胞上功能活跃的"活性质子泵"结合能力强，而对"静息质子泵"亲和力差，质子泵更新在夜间活跃，新生的质子泵活性强，加上早晨是壁细胞兴奋期，此时产生大量"活性质子泵"，故早晨餐前口服质子泵抑制剂，抑酸作用最强。服药时间控制在餐前 0.5～1 小时，其药物的血浆浓度高，同时进餐刺激质子泵活化，使血浆药物峰浓度与活性质子泵峰量的时间平行，有利于更长时间的降低胃酸分泌。但若需大剂量使用时，应分 2 次，分别在早餐前和晚餐前 0.5～1 小时服用，这样的给药方式与早餐前单次服用双倍剂量质子泵抑制剂相比，可以更好地控制胃内 pH。

质子泵抑制剂的不良反应主要集中在以下几个方面：① 胃肠道反应，质子泵抑制剂不良反应中最为常见的，患者的不良反应症状有腹痛、消化不良、恶心和呕吐等，其中腹泻是胃肠反应的主要症状；② 过敏反应，皮疹、红斑、面部潮红、瘙痒以及荨麻疹、紫癜、疱疹等皮肤病变；③ 增加感染风险，胃酸是机体抵抗病菌入侵的有效屏障，胃酸 pH 的正常值是 1.5～2.5，长期服用质子泵抑制剂的患者，胃酸 pH 升高，当 pH ＞ 3.5 时，就会受到胃肠道病原菌感染，如肠道难辨梭状芽孢杆菌感染；④ 营养成分缺乏，长期大剂量使用质子泵抑制剂导致的低胃酸状态可能会引起钙、镁、铁等金属离子以及微量元素或矿物质的缺乏；⑤ 部分患者在服用质子泵抑制剂之后会出现头痛、头晕、无力、口干、情绪激动等不良反应。

然而上述不良反应均是在长期服用质子泵抑制剂后出现的，短疗程使用一般不会出现。总的来说，质子泵抑制剂是一种安全有效、服用方便的药物，选择作用稳定、疗效高、受 CYP2C19 基因多态性影响较小（例如雷贝拉唑和泮托拉唑等）的质子泵抑制剂，可提高根除率。

小知识

抗酸剂、抑酸剂是同一种药物吗？

抗酸剂、抑酸剂并不是同一种药物。

抗酸剂是治疗消化性溃疡的常用药，作用机制是中和已分泌的胃酸，缓解疼痛，促进溃疡愈合，所以空腹或饭后 1 小时服用才能发挥其最大疗效，因为食物本身就是胃酸的缓冲剂，所以无须饭后立即服药。抗酸剂剂型以悬浮液或乳剂为最佳，起效快。在服药前，须将药瓶上下颠倒摇动，使瓶内药物均匀分布。而片剂则应先嚼碎后再吞服，方可及早起效。因抗酸剂具有缓解症状快、价格便宜的优点而仍被大家所应用。但抗酸剂只起治标作用，能暂时缓解胃酸对胃的刺激，最根本的还是要消除病因。抗酸剂一般没有太大的不良反应，但若使用不当，也会造成代谢性碱中毒、体内水分异常潴留、肾功能衰竭、严重便秘或腹泻。临床上使用的抗酸剂主要分为三类。

（1）含钠抗酸剂

常用的有碳酸氢钠。如果用量过大，可使钠离子大量进入血流，造成碱中毒。其次，此药一旦骤然停服，会引起胃酸反跳性增多。另外，此药与胃酸中和后会产生大量的二氧化碳，使患者感到腹胀不适。因此，高血压、心脏病患者，最好少用含钠抗酸剂，以免加重病情。

（2）含铝及镁抗酸剂

氢氧化铝、氢氧化镁是目前最常用的抗酸剂。鉴于铝盐会引起便秘、而镁盐可造成腹泻，医生常同时用这两种药物，以抵消各自的不良反应而取得疗效。但某些肾功能不全的患者，服用含镁抗酸剂可导致镁离子潴留，引起神经传导障碍。若长期大量服用含铝抗酸剂，则会抑制肠道磷酸盐的吸收，导致骨质代谢异常。

（3）含钙抗酸剂

虽作用快且维持时间长，但长期大量使用会引起腹胀、高钙血症、肾结石、便秘以及胃酸反跳现象，所以它也有不足之处。

抑酸剂是抑制胃酸的分泌，它作用于胃酸分泌的多个环节，使胃酸分泌减少。包括 H_2 受体拮抗剂、质子泵抑制剂、选择性抗胆碱药、胃泌素受体拮抗剂等，分别通过选择性地阻断 H_2 受体、H^+-K^+-三磷酸腺苷酶、乙酰胆碱能受体、胃泌素受体等而起作用。目前临床常用的有 H_2 受体拮抗剂和质子泵抑制剂，抑酸作用强，服用方便。

14. H_2 受体拮抗剂能应用于根除方案中吗？
已不在根除方案中使用 H_2 受体拮抗剂

H_2 受体拮抗剂（组胺受体拮抗剂）能选择性竞争结合胃黏膜细胞上的 H_2 受体，使组胺不能与壁细胞膜上的 H_2 受体结合，从而导致组胺刺激的胃酸分泌减少。常用品种有西咪替丁、雷尼替丁、法莫替丁、尼扎替丁和罗沙替丁等。西咪替丁抑酸作用最弱，法莫替丁抑酸最强，雷尼替丁和尼扎替丁则介于两者之间（表4-3）。

一般认为用 H_2 受体拮抗剂替代幽门螺杆菌根除方案中的质子泵抑制剂可能使幽门螺杆菌根除率降低，特别是在与酸性环境中疗效不够稳定的抗生素联合应用时，因为 H_2 受体拮抗剂的抑酸强度远不及质子泵抑制剂。因此目前在幽门螺杆菌根除方案中一般已不再使用 H_2 受体拮抗剂。

表4-3　几种常用的 H_2 受体拮抗剂抑酸作用比较

药　　物	抑酸相对强度	抑酸等效剂量（mg）	每日常用剂量（mg）	维持剂量（mg/d）
西咪替丁	1	600~800	800（400，每天2次）	400
雷尼替丁	4~10	150	300（150，每天2次）	150
法莫替丁	20~50	20	40（20，每天2次）	20
尼扎替丁	4~10	150	300（150，每天2次）	150

15. 根除方案中药物的不良反应
建议在专科医生指导下采取相应措施

2017年《第五次全国幽门螺杆菌感染处理共识报告》推荐的根除方案中，涉及抗生素、质子泵抑制剂和铋剂。使用中如果出现与药物相关的不良反应，建议在专科医生的指导下采取相应措施。

（1）不良反应

1）轻度不良反应　如轻度恶心、纳差、乏力、头晕及口腔金属味等，应坚持服药，疗程结束后，这些反应都会自行消退。

2）铋剂服用反应　服用含铋剂方案，大便呈灰黑色，舌苔被染成黑色，是服用这类药物的正常反应，无须紧张。

3）腹泻　部分患者服药后可能会出现腹泻，如不严重应坚持完成治疗，疗程中或疗程结束后口服调节肠道菌群类药物，不久腹泻就会消失。

4）严重不良反应　如肝酶升高、皮疹等，应立即停药，并到医院就诊，一般停药后，经保肝或抗过敏治疗，都会痊愈。

（2）抗生素的不良反应

1）阿莫西林 阿莫西林的药物不良反应发生率为5%～6%，最常见的不良反应是过敏，以及腹泻、恶心、呕吐等胃肠道反应，约占3.1%；其次为皮疹，占2%，其他还有转氨酶升高，但多数在减少药量或停药后自行消失。此外尚可见药物热、哮喘等。偶见嗜酸性粒细胞增多和白细胞降低。

2）克拉霉素 克拉霉素同其他大环内酯类抗生素一样，是较为安全的药物之一。患者对克拉霉素的耐受良好，不良反应发生率约为4.7%。最常见的不良反应有嘴巴发苦、呼出金属味道、恶心、腹痛、腹泻等；转氨酶暂时性升高，停药后可恢复正常，对肝脏一般无严重毒性；常用剂量也无肾毒性反应。口服克拉霉素后，部分患者可能有头痛和皮疹。曾有发生短暂性中枢神经系统不良反应的报告，包括焦虑、头晕、失眠、幻觉、噩梦或意识模糊。

3）四环素 四环素的不良反应较多，消化道反应最常见，口服给药时更显著，其严重程度与剂量相关。① 胃肠道反应，食管灼烧感、腹痛、恶心、呕吐等；② 肝损害，长期大量口服（每天超过1～2 g）可造成严重肝脏损害，出现恶心、呕吐、黄疸、转氨酶升高、呕血和便血等，在超剂量应用时可发生昏迷而死亡，孕妇更易发生；③ 肾损害，正常应用一般无不良反应，但对肾功能不全者可加重肾损害，影响氨基酸代谢而增加氮质血症；④ 二重感染，正常人的口腔、鼻咽、肠道等都有微生物寄生，菌群间维持平衡的共生状态。长期应用四环素，可使敏感菌受到抑制，而不敏感菌乘机在体内繁殖生长，造成二重感染，这种情况多见于老幼和体质衰弱、抵抗力低的患者；⑤ 对骨、牙生长的影响，儿童用药可导致牙齿黄染，疗程长者与总剂量大者更易出现，7岁以下儿童易受药物影响。孕妇用药也可致胎儿牙齿黄染。药物可沉积于胎儿和幼儿骨骼中，影响儿童骨骼生长，停药后可望恢复。

4）甲硝唑 甲硝唑的不良反应以消化道最常见，表现为恶心、呕吐、食欲减退、腹胀、腹泻等，剂量大、疗程长者的发生率可高达15%以上。少数病例发生荨麻疹、瘙痒等过敏反应，偶见白细胞减少。神经系统症状主要在大剂量用药时发生,如头痛、眩晕、肢体麻木、多发性神经炎和共济失调等。上述不良反应均属可逆性,停药后即可好转。

5)呋喃唑酮 呋喃唑酮的主要严重不良反应是周围神经炎和双硫仑样反应,一般低剂量、短疗程用药不会发生上述不良反应。双硫仑样反应表现为皮肤潮红、搔痒、发热、头痛、恶心、腹痛、心动过速、血压升高、胸闷烦躁等,故服药期间,禁止饮酒及服用含乙醇饮料;与三环类抗抑郁药合用可引起急性中毒性精神病,应予以避免。其余不良反应有尿色发黄恶心、呕吐、腹泻、头痛、头晕、药物热、皮疹、肛门瘙痒等,偶可出现溶血性贫血和黄疸。剂量过大可引起精神障碍。呋喃唑酮的不良反应尤其是严重的神经炎与剂量呈正相关。但呋喃唑酮用于根除幽门螺杆菌时,剂量较低,一般不超过2 g,因此是安全的。

6)左氧氟沙星 左氧氟沙星较常见的不良反应有:恶心、腹泻、头痛、失眠等。较少见的不良反应有皮疹、味觉异常、腹痛、消化不良、胃肠胀气、呕吐、便秘、眩晕、焦虑、睡眠异常、多汗、全身不适等。常见的实验室检查异常有:肝功能异常、白细胞减少等。

16. 益生菌在根除幽门螺杆菌治疗中的作用
辅助用药,作用尚有争议

目前根除方案中至少包含2种抗生素,抗生素的应用会使肠道菌群发生短期改变,但长期影响尚不清楚。益生菌是根除幽门螺杆菌的辅助用药,目的是降低抗生素对肠道微生态的不良影响,提高幽门螺杆菌根除率,但上述辅助作用尚有争议。欧洲《幽门螺杆菌感染处理的马斯特里赫-5/佛罗伦萨共识》认为:某些益生菌可能对幽门螺杆菌根除有益。《多伦多成人幽门螺杆菌感染治疗共识》认为:对幽门螺杆菌感染者不推荐在根除治疗中出于减轻不良反应或增加根除率的目的而常规加用益生菌。而我国2017年《第五次全国幽门螺杆菌感染处理共识报告》认为:某些益生菌可在一定程度上降低幽门螺杆菌根除治疗引起的胃肠道不良反应,但提高幽门螺杆菌根除率有待进一步研究证实。目前市场上益生菌种类多,应用剂量不一,与根除幽门螺杆菌治疗联合用药方法也未统一（根除治疗前、后或同时服用尚无定论）。

17. 甲硝唑的应用价值
优化剂量可提高疗效

甲硝唑最大的不足是幽门螺杆菌对甲硝唑的耐药率在世界范围内正呈上升趋势，目前平均已经达40%～70%，发展中国家高于发达国家，女性高于男性，且随年龄增长而逐渐升高。我国甲硝唑平均耐药率为81.3%，南方地区甲硝唑耐药率（87.0%）明显高于北方地区（66.9%），极大地影响了含甲硝唑根除方案的临床疗效。

近年来随着甲硝唑广泛应用于幽门螺杆菌根除，耐药性呈逐年上升，但在临床上仍有其应用价值，这主要是由于实验及临床研究证明：与其合用于根除幽门螺杆菌的质子泵抑制剂及铋剂可部分地克服其原发耐药性，并减少其继发耐药性；其次是甲硝唑价格低廉。因此目前甲硝唑仍可用于幽门螺杆菌根除治疗。2017年《第五次全国幽门螺杆菌感染处理共识报告》推荐的7套根除方案中含甲硝唑的方案有2套，为克服耐药性，在重复应用甲硝唑时需要使用优化剂量（甲硝唑剂量增至每天1 600 mg），如果初次治疗已经使用了优化剂量，则不应再次重复使用甲硝唑。

替硝唑为新一代硝基咪唑类抗厌氧菌药物，具有抗厌氧菌谱广、抗菌活性强和副作用小等特点。口服后吸收迅速、完全，具有半衰期长、血药浓度高峰出现早和生物利用度高的优点。一般口服后2小时内血药浓度达峰值，然后慢慢下降，消除半衰期为12～14小时。临床验证及国外临床证明与目前常用药甲硝唑比较，其临床适应证相同，疗效优于甲硝唑，不良反应明显少于甲硝唑，所以特别适用于经甲硝唑治疗效果不显著或因不良反应难以接受甲硝唑治疗的患者。替硝唑与甲硝唑有交叉耐药性，但有研究表明替硝唑对幽门螺杆菌的MIC_{90}（抑制90%细菌生长的最小药物浓度）低于甲硝唑，故在根除方案中常用替硝唑代替甲硝唑。但与甲硝唑相比替硝唑价格较贵，这限制了其临床应用。

18. 四环素不良反应多，已被淘汰了吗？
仍是一个安全、有效且价廉的好药

在 20 世纪 60～80 年代，四环素是我国临床上常用的口服抗生素，但由于应用不当产生了许多不良反应，最为突出的是孕妇及婴幼儿服用后产生永久性的四环素黄牙。因此，四环素在临床上应用越来越少，以至于一些年轻医师认为四环素在我国被淘汰了。事实上并非如此。四环素目前仍是我国抗生素基本药物，实践证明，只要掌握好四环素的适应证，这仍是一个安全、有效且价廉的好药，尤其在根除幽门螺杆菌方面，它更是有不可替代的作用。2017 年《第五次全国幽门螺杆菌感染处理共识报告》推荐的 7 套根除方案中含四环素的方案有 3 套，但当前在国内市场上，四环素药物的可获得性有困难。

应用四环素的注意事项有：① 孕妇、哺乳期妇女和儿童禁用，肝肾功能不全者慎用；② 避免与抗酸药、钙盐及铁盐等同服，许多金属离子，包括钙、镁、铝、铜、铁等（包括含此类离子的中药）能与四环素类药物络合而阻滞四环素类的吸收；牛奶也有类似作用，因此不宜与上述药物及牛奶同时服用；③ 四环素类能抑制肠道菌群，使甾体避孕药的肝肠循环受阻，妨碍避孕效果，因此不能与避孕药合用；④ 四环素盐对消化道刺激很大，服药时应多喝水，忌卧床服药，以免药物滞留食管，形成溃疡；⑤ 用于根除幽门螺杆菌时，如为糖衣片应研磨给药，使其在胃内完全发挥作用。

19. 利福布丁在根除方案中的应用
用于 3 次根除失败后的方案

利福布丁是一种半合成利福霉素类药物，于 1992 年在意大利上市，抗菌谱与利福平相同，对结核杆菌的抑菌作用比利福平强约 4 倍。临床用于分枝杆菌的肺部感染，对利福平耐药的结核杆菌菌株亦有效。

利福布丁根除幽门螺杆菌能力较强，对幽门螺杆菌的最小抑菌浓度

（MIC）远低于阿莫西林、克拉霉素和甲硝唑。利福布丁与质子泵抑制剂和另一种抗生素构成的三联方案一般作为二线方案应用。意大利学者佩里（Perri）等报道在应用传统药物根除幽门螺杆菌无效的患者可使用利福布丁作为根除幽门螺杆菌失败后的"补救疗法"，比传统的四联疗法更为有效，且患者的耐受性也更好。2016年《多伦多成人幽门螺杆菌感染治疗共识》推荐利福布丁用于3次根除失败后的方案。

利福布丁的不良反应与利福平相似，除有胃肠道反应外，还可致流感样症状、腹泻、白细胞减少、血小板减少、嗜酸细胞增多、肝功能受损、头痛、脱发、乏力、白蛋白尿、血尿、肌力减退、心律失常及低血钙等，还可引起多种过敏反应，有时尚可发生溶血性贫血，但发生率均不高。老人、幼儿及体弱者应慎用，妊娠3个月者禁用，服药前后检查肝、肾功能和血常规。

20. 根除治疗失败的原因
由主客观多种因素造成

幽门螺杆菌根除治疗失败的原因是多方面的，其中包括幽门螺杆菌因素、患者因素、环境因素及治疗方法不当等因素。

（1）幽门螺杆菌因素

1）幽门螺杆菌耐药性是导致根除失败的主要原因　幽门螺杆菌通过其自身染色体的突变，可对多种抗生素产生耐药，尤其是幽门螺杆菌对甲硝唑和克拉霉素耐药的广泛流行，是导致幽门螺杆菌根除治疗失败的重要原因。虽然幽门螺杆菌对阿莫西林耐药率低，但也呈升高趋势。

2）幽门螺杆菌球形变　在对幽门螺杆菌的治疗中，我们经常会发现抗生素治疗过（根除幽门螺杆菌失败）的慢性胃炎患者胃黏膜病理组织中存在大量球形幽门螺杆菌，这是幽门螺杆菌在亚致死量抗生素的作用下产生的一种自我保护机制，这种球形变幽门螺杆菌对抗生素不敏感，若继续使用抗生素可能会导致治疗失败。目前认为球形变的幽门螺杆菌以两种形式存在：一种是已经死亡或变性的幽门螺杆菌，另一种是虽未死亡，但不能培养传代的非

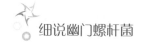

生长活跃期的幽门螺杆菌。在停用抗生素2～4周或更长时间后就会恢复原来的活性。这种球形体幽门螺杆菌不仅是根除失败的重要原因，而且具有传染性。

3）幽门螺杆菌基因型及毒力因子　幽门螺杆菌基因型不仅在幽门螺杆菌的致病中起重要作用，而且影响幽门螺杆菌对抗生素的敏感性。

4）幽门螺杆菌定植部位　通常认为存在于细胞内、胃底部、胃窦与胃体部交界区的幽门螺杆菌不容易被根除而导致治疗的失败。

5）幽门螺杆菌定植密度　幽门螺杆菌根除效果与胃内幽门螺杆菌定植数量有关。

6）不同基因型　幽门螺杆菌菌株具有广泛的异质性，通常情况下不同患者总是感染基因型不同的菌株。现在越来越多的研究发现同一患者也可感染一株以上的菌株，即存在幽门螺杆菌菌株的混合感染。在菌株表型的混合感染中，具有特别重要临床意义的就是细菌对抗生素的耐药性。甲硝唑耐药的混合感染很常见，这也是导致幽门螺杆菌根除失败的原因之一。

（2）患者因素

1）幽门螺杆菌根除与患者（宿主）药物代谢快慢的关系　质子泵抑制剂进入体内后主要经过肝脏代谢，药物代谢快慢影响质子泵抑制剂的血药浓度和疗效。快代谢型者质子泵抑制剂代谢速度快，清除率高，血药浓度明显低于慢代谢型者，所以药物代谢较快是导致幽门螺杆菌根除治疗失败的重要原因。据调查，我国人群属于快代谢型者占26.4%。合理选择质子泵抑制剂的类型或剂量有助于提高幽门螺杆菌根除率。

2）幽门螺杆菌根除与胃内 pH 的关系　抗生素体外抑菌活性与体内抗菌活性并不完全一致。某些抗生素在酸性环境下的抗菌活性明显降低。很多抗生素（如阿莫西林和克拉霉素）对幽门螺杆菌的最小抑菌浓度（MIC）都依赖于胃内 pH，当 pH 降低时最小抑菌浓度增加（幽门螺杆菌对抗生素的敏感度降低）。因此根除幽门螺杆菌治疗时通常联合使用质子泵抑制剂和抗生素，以提高胃内 pH，增强抗生素活性。

3）幽门螺杆菌的根除与不同临床疾病的关系　十二指肠溃疡患者的幽门

螺杆菌根除率高于非溃疡性消化不良的患者。法国的一项荟萃分析综合了多项研究的结果，发现 2 751 例患者中 25.8% 的患者根除失败，十二指肠溃疡患者的幽门螺杆菌根除失败率为 21.9%，明显低于非溃疡性消化不良患者的失败率 33.7%，而药物敏感试验提示十二指肠溃疡患者对克拉霉素的耐药率明显低于非溃疡性消化不良患者。这也是导致非溃疡性消化不良患者幽门螺杆菌根除率降低的主要原因。

4）幽门螺杆菌的根除与口腔幽门螺杆菌感染的关系　有研究资料显示口腔多部位存在幽门螺杆菌，以牙菌斑中居多，并呈一定规律分布，幽门螺杆菌主要存在于后槽牙牙龈下的菌斑中，提示口腔幽门螺杆菌可能是胃内幽门螺杆菌感染的重要来源。有研究显示在根除幽门螺杆菌时若同时口腔洁治（俗称洗牙），则明显提高幽门螺杆菌根除率，其他研究提示口腔幽门螺杆菌存在是幽门螺杆菌根除失败的原因之一。通常的幽门螺杆菌根除治疗即全身口服用药治疗并不能根除口腔幽门螺杆菌或者作用甚微，尤其是牙菌斑微生物具有独特的"生物膜"结构，药物难以发挥抗菌作用，所以口腔幽门螺杆菌感染也是幽门螺杆菌根除失败和幽门螺杆菌复发或再感染的重要原因。

5）患者的依从性　患者对幽门螺杆菌根除治疗的依从性差是幽门螺杆菌根除失败的重要原因之一。通常患者因药物的不良反应而停服或因遗忘而漏服，应该饭前服用的药物擅自改为饭后服用等均可导致根除失败。不规则服药、未按要求服药等可影响疗效。

6）性别及年龄　有研究表明，女性患者对甲硝唑及克拉霉素的耐药率明显高于男性，从而导致治疗失败。而老年患者由于更容易对克拉霉素耐药，也是导致幽门螺杆菌根除治疗失败的原因之一。

7）吸烟　多数研究表明吸烟会降低幽门螺杆菌的根除率，一些研究提示吸烟的十二指肠溃疡患者的根除率明显低于不吸烟的患者。

（3）环境因素

中国流行病学调查研究显示幽门螺杆菌感染主要与生活环境及生活习惯有关，且存在明显的人群或家庭集聚性，提示幽门螺杆菌的重要传播途径是

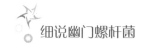

人与人之间的传播，而经济状况和卫生条件差、文化程度低、居住拥挤及水源不洁等因素都是幽门螺杆菌感染或再感染的高危因素。

（4）其他因素

1）不规范治疗　在临床实践中确定药物的种类、剂量、疗程及服药方法时若不按照国内外对幽门螺杆菌处理的共识意见进行处理，很容易导致幽门螺杆菌球形变及耐药菌株的产生。

2）治疗前用药　治疗前患者已经服用抑制胃酸的药物如 H_2 受体拮抗剂或质子泵抑制剂等，使胃内幽门螺杆菌处于低增生状态而对多数抗菌药物敏感度降低，因而导致治疗失败。

21. 避免根除失败的措施
规范化治疗很重要

除了上文提及的应避免吸烟、治疗前用药等因素以外，还应注意：

（1）避免幽门螺杆菌耐药菌株的产生

幽门螺杆菌耐药菌株的产生是幽门螺杆菌根除失败的重要原因，因此对幽门螺杆菌阳性的患者，在初次治疗时为争取成功根治幽门螺杆菌，应尽量避免耐药菌株的产生。为了减少幽门螺杆菌继发性耐药，可考虑采取以下措施：① 严格掌握根除治疗的适应证；② 治疗规范化；③ 联合用药，避免使用单一抗生素治疗；④ 如有条件，在治疗前做药物敏感试验。

（2）寻找根治幽门螺杆菌的新药和新方法

1）中医中药在幽门螺杆菌感染治疗中的作用　近年来有研究表明某些中药如三七、大黄、桂枝、元胡、连翘、党参、黄芩、白芍、乌药、黄连等有抑制幽门螺杆菌的作用。

2）个性化治疗　对于连续治疗失败者宜间隔3～6个月之后再行幽门螺杆菌根除治疗，因反复治疗后会使幽门螺杆菌发生球形变而失去敏感性；为增强患者的依从性，医生应对患者详细说明用药方法。

22. 根除方案的耐受性和依从性
是评判根除方案优劣的重要参数

幽门螺杆菌根除方案的耐受性是患者在应用该方案时，对其不良反应的耐受程度，显然不良反应少而轻的方案，耐受性好；反之，则耐受性差。幽门螺杆菌根除方案的依从性是指患者接受某种幽门螺杆菌根除方案，并完全依从方案要求完成治疗的可能性，它可用完全依从方案要求完成治疗的病例数占进入该方案治疗的总例数的百分比来表示，如进入方案 A 的患者 100 例，因不良反应等原因中途退出 5 例，其他患者均按方案 A 的要求完成治疗，并进行了复查，则该方案的依从性为 95%。影响幽门螺杆菌根除方案依从性的因素很多，包括方案的费用、疗程的长短、不良反应的轻重和多少、服药的次数、药物的剂型及药丸（片）的数量等；显然，费用低、疗程短、不良反应少而轻、服药次数少及药丸（片）数量少的幽门螺杆菌根除方案，依从性好。反之，依从性差。耐受性是影响依从性的重要因素，与依从性呈正相关。

幽门螺杆菌根除方案确定之后，能否成功根除幽门螺杆菌的关键之一就是患者是否完全按方案要求完成治疗，这就取决于该方案的耐受性和依从性。由于耐受性及依从性差造成治疗半途而废，不仅幽门螺杆菌根除失效，经济上造成浪费，而且诱发幽门螺杆菌耐药，给再次治疗造成困难，因此，幽门螺杆菌根除方案的耐受性和依从性是幽门螺杆菌根除方案优劣的重要参数。

小知识

理想的幽门螺杆菌根除方案是什么？

一般认为一个理想的幽门螺杆菌根除方案应包括：① 根除率 ≥ 80%；② 不良反应少而轻；③ 耐受性和依从性良好；④ 不产生耐

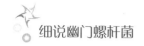

药性；⑤ 疗程短，不超过 7 天；⑥ 费用低；⑦ 疗效持久，不易复发。这一直是研究者追求的目标之一，但迄今为止，尚无一种方案臻于完全理想。

23. 什么是复发、再燃、再感染？
区分概念利于指导治疗

根除幽门螺杆菌治疗并停药 4 周后，经检测幽门螺杆菌已被根除，但在以后某一个阶段发现幽门螺杆菌又为阳性，称为复发或幽门螺杆菌根除后复发。复发包括再燃和再感染两种情况，再燃是指那些受到根除幽门螺杆菌药物抑制而在疗程结束后四周不能检测到的极少量幽门螺杆菌菌株重新大量繁殖，而在以后某一阶段被检测出来；再感染是指经根除幽门螺杆菌治疗后初始感染的幽门螺杆菌菌株的确被彻底根除了，而患者在以后某一阶段再次感染上了另一种新的幽门螺杆菌菌株。

复发的患者做胃镜活检，取胃黏膜做幽门螺杆菌培养，培养出来的幽门螺杆菌做菌株鉴定，与根除幽门螺杆菌治疗前属同一株幽门螺杆菌者为再燃，不同菌株者为再感染，这是最可靠的方法，但只能用于科研，临床不适用。事实上被根除幽门螺杆菌药物抑制的幽门螺杆菌菌株一般不会等到 1 年后才大量繁殖起来，因此，在临床上一般将根除后一年内出现的幽门螺杆菌阳性定为再燃，一年后出现的幽门螺杆菌阳性定为再感染。

24. 导致再燃的因素
方案的根除率越高，再燃率越低

再燃的基础在于根除幽门螺杆菌治疗后幽门螺杆菌没有被真正彻底根除，胃内残留有极少量的幽门螺杆菌，因此导致再燃的因素主要包括两个方面：① 幽门螺杆菌根除方案，临床研究表明，方案的根除率与再燃有强烈的负相关性，即方案的根除率越高，再燃率越低，反之亦然。有文献报道根除率低于 55% 时，再燃率为 13%；根除率为 60%～80% 时，再燃率为 1.4%～4.0%；根除率大于 90% 时，再燃率几乎为 0。显然要避免再燃，应尽量选用根除率高的方案；② 根除的判断标准及检测技术，判断标准低、检测技术和方法不到位就会作出错误判断，得出错误的结论，即不是真正的幽门螺杆菌根除，特别强调的是侵入性检查一定要多部位取材，最好同时采用 ^{13}C-尿素呼气试验检测。

25. 导致再感染的因素
尽量减少再次接触幽门螺杆菌的机会

导致再感染的因素包括：① 患者对幽门螺杆菌的易感性，易感性与年龄有关，如儿童的易感性较强，再感染率较高，达 13.5%，可能与免疫系统未成熟有关，易感性还与遗传有关，有的人易感染幽门螺杆菌，而另一些人不易感染幽门螺杆菌，曾经有幽门螺杆菌感染而接受过根除的患者为易感人群，因此一旦再次暴露于幽门螺杆菌时易被再感染；② 再次接触幽门螺杆菌的机会。幽门螺杆菌被根除后再接触幽门螺杆菌的机会还是很多的，在欧美国家人与人之间的亲吻，在发展中国家居住拥挤、环境卫生条件差、食物污染及不良卫生习惯都会增加再次接触幽门螺杆菌的机会。此外，胃镜和牙科器械也是再感染的可能途径。易感性是无法改变的，避免再感染唯一能做的是尽量减少再次接触幽门螺杆菌的机会。资料显示，成人的年再感染率一般不超过 5%。

26. 根除后又复发的治疗方案
可以选择不同的根除方案

前文已提及关于复发的两个重要概念，即复发包括再燃及再感染，区分这两个概念，有利于指导治疗。再燃是根除幽门螺杆菌治疗后残存的极少量幽门螺杆菌重新繁殖所致，显然应选用补救方案。再感染是患者原有幽门螺杆菌根除后感染了一种新的幽门螺杆菌菌株，仍可选用初次治疗时的方案。

27. 选择根除方案时需要考虑的问题
需要结合患者实际情况给予个体化治疗

根据 2017 年《第五次全国幽门螺杆菌感染处理共识报告》，选择根除方案时不分一线、二线，应尽可能将疗效高的方案用于初次治疗，并重视提高初次治疗根除率，且治疗后需对治疗结果进行评估。如果初次治疗失败，可在其余方案中选择一套方案进行补救治疗。对于补救治疗失败后的患者，再次根除治疗失败风险很大，需要请专科医生评估根除治疗的风险—获益比。无论初次治疗方案还是补救治疗方案，其选择需要根据当地的幽门螺杆菌抗生素耐药率和个人药物使用史，权衡疗效、药物费用、不良反应和其可获得性，需要结合患者实际情况给予个体化治疗。幽门螺杆菌根除流程（图 4-6）。

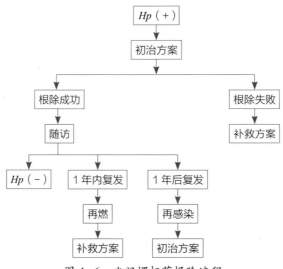

图 4-6　幽门螺杆菌根除流程

28. 儿童幽门螺杆菌的感染及处理
儿童检测和治疗的管控要比成人更严格

在发展中国家，绝大部分成人幽门螺杆菌感染是在儿童时期获得的，且大多发生在儿童早期，感染后一般难以自发清除而导致终生感染。我国的研究显示，我国自然人群中儿童和青少年幽门螺杆菌总感染率约为29%，显著高于日本的（约4%），有症状与无症状儿童的感染率相似。我国12岁以上儿童幽门螺杆菌感染率仍在上升。获得幽门螺杆菌的年龄被认为是决定幽门螺杆菌临床转归的重要因素之一，早期获得幽门螺杆菌感染可能会发生持续性慢性活动性胃炎，通常导致持续30年或更长时间的炎症反应。早期发展为萎缩性胃炎，随后可能出现胃溃疡、胃癌或两者兼而有之。幽门螺杆菌感染通过人与人之间的密切接触传播，有家庭聚集性，家庭内儿童的一级亲属，尤其母亲是儿童感染幽门螺杆菌的重要传染源。

　　由于：① 儿童幽门螺杆菌感染者发生严重疾病风险低；② 若根除治疗不利因素多，包括抗生素选择余地小（仅推荐使用阿莫西林、克拉霉素、甲硝唑）、不良反应耐受性低；③ 儿童发育过程中有一定的幽门螺杆菌自发清除率，约为10%；④ 儿童幽门螺杆菌再感染率高于成年人。因此不推荐14岁以下儿童常规检测及根除治疗幽门螺杆菌，已接受胃镜检查或有消化性溃疡的儿童建议行"幽门螺杆菌检测和治疗"，儿童根除治疗指征的管控要比成人更严格。

29. 老年人幽门螺杆菌的感染及处理
获益—风险综合评估，个体化处理

　　在我国，幽门螺杆菌的感染率呈随年龄增加的趋势，老年人幽门螺杆菌感染率在60%以上，是感染率最高的人群。据调查，我国北京和上海地区老年人幽门螺杆菌感染率分别达到83.4%和72.4%，老年人尤其74岁以上且感染幽门螺杆菌者发生胃癌的风险更高。由于老年人往往需要长期服用阿司匹林等非甾体抗炎药预防或治疗心脑血管疾病，而幽门螺杆菌感染和服用非甾体抗炎药（包括低剂量阿司匹林每天100 mg）是消化性溃疡和溃疡并发症发生的2个独立危险因素，在长期服用非甾体抗炎药（包括低剂量阿司匹林）前，根除幽门螺杆菌可降低服用这些药物者发生胃十二指肠溃疡的风险。幽门螺杆菌感染者几乎100%发生慢性活动性胃炎，而幽门螺杆菌性胃炎是一种感染（传染）性疾病，因此对于根除治疗幽门螺杆菌，没有年龄上限，目前国际上缺乏老年人幽门螺杆菌感染处理共识。一项问卷调查显示，多数临床医生对老年人根除幽门螺杆菌治疗的态度趋向保守。分析原因，可能由于老年人治疗药物耐受性及依从性降低、不良反应风险增加、非萎缩性胃炎或者轻度萎缩性胃炎老年患者根除幽门螺杆菌预防胃癌的潜在获益下降，尤其结合期望寿命考量。据近年流行病学统计，中国男性胃癌发病率在80～84岁年龄段达到高峰，女性峰值年龄段则超过85岁，而2018年世界卫生组织（WHO）在日内瓦发布的最新报道《世界卫生统计2018》显示，中国平均期望寿命为76.4岁（男性75岁，女性77.9岁）。可见采取一级预防措施（根除幽门螺杆菌）防范胃癌风险，年轻患者可以明显延长寿命，而老年患者则获益较少，这也反映出非癌症的死亡竞争风险随增龄而增加，即在癌症到来之前，老年患者可能已死于其他伴随疾病（例如心脑血管疾病）。因此，对于老年幽门螺杆菌感染者尤其高龄（≥80岁）患者根除治疗的适应证应与非老年人有所不同，需要审慎地评估老年人根除幽门螺杆菌的获益—风险比，结合期望寿命、伴随疾病等综合因素分析，进行个体化处理。

国内老年人幽门螺杆菌根除方案与非老年人基本相同。老年人生活经历漫长，常因其他感染性疾病服用硝基咪唑类（甲硝唑、替硝唑等）及新一代大环内脂类（克拉霉素、阿奇霉素、罗红霉素等）抗生素，但又不足以根除其胃内的幽门螺杆菌，反而诱导幽门螺杆菌对这些抗生素产生耐药性（继发耐药性），因此，幽门螺杆菌对这些抗生素的耐药率高，相同方案在老年人幽门螺杆菌根除率会下降5%～10%。研究证明老年人胃的泌酸量低于中青年人，但胃内酸度（pH）与中青年人相近，因此老年人根除幽门螺杆菌应用质子泵抑制剂时，不应减量，适宜剂量仍为奥美拉唑每天40 mg。老年人可能因同时患多种慢性疾病而服用多种药物，根除幽门螺杆菌的药物应与其他药物分开服用。老年人尤其是高龄（≥80岁）老年人肝肾功能处于边缘状态，代偿能力差，对药物的耐药性差，不良反应发生率高于中青年人，且不良反应较中青年人重，应慎重使用四环素、利福布丁和铋剂等对肝肾功能有一定损害的药物，用药前了解患者的肝肾功能是必要的，必须应用时要监测肝肾功能，文献报道低剂量呋喃唑酮（每天 200 mg）对老年人是安全的。总之，老年人根除幽门螺杆菌一是要严格掌握适应证，二是要尽量选用不易产生幽门螺杆菌耐药，且不良反应少的低剂量、短疗程方案。

30. 残胃人群幽门螺杆菌的感染及处理
服药后体位改变具有良好的疗效及安全性

胃大部切除术后的患者尽管多已切除了幽门螺杆菌的好发部位——胃窦，但术后残胃胃黏膜仍会感染幽门螺杆菌，其根除方案目前国内外均无统一的共识和标准，临床根除幽门螺杆菌的方案仍参照普通感染人群执行。国内外有研究认为，残胃幽门螺杆菌感染患者在经典的三联或四联根除幽门螺杆菌方案的基础上，结合服药后体位改变，即服药后保持水平左侧卧位 30 分钟，以延长药物在残胃内的滞留时间，提高幽门螺杆菌根除率，具有良好的疗效及安全性。

31. 基于药物敏感试验的根除治疗
费时、费力、费钱

幽门螺杆菌根除治疗可以分为经验性治疗和基于药敏试验的治疗，前面叙述的都是经验性治疗，经验性治疗的最大缺陷在于部分耐药菌并未获得敏感抗生素的治疗，经常导致根除失败，而且容易诱发菌株进一步耐药。在这种形式下，基于药物敏感试验的幽门螺杆菌根除治疗方法成为目前新趋势，它可分为两大类。

（1）抗生素敏感性试验（表型）

该试验可表明某种抗生素抑制或杀死幽门螺杆菌的有效性，然而需胃镜取材、培养幽门螺杆菌，这种取材和培养费时、费力、费钱，尤其对实验室要求高，国内很少有满足条件的二级生物安全实验室进行幽门螺杆菌培养和

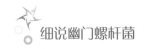

抗生素敏感性试验，故此项目难以在临床工作中推广应用。

（2）耐药相关的幽门螺杆菌基因检测（基因型）

该方法是今后发展的方向，取材于胃黏膜标本或粪便标本，无须培养。原理：幽门螺杆菌耐药与抗生素作用靶点上的基因突变有关，检测与某种抗生素耐药相关的幽门螺杆菌基因突变位点，目前可用于检测的抗生素种类和范围有限。抗生素耐药突变基因的商品试剂盒目前市场有克拉霉素和左氧氟沙星。例如针对克拉霉素的幽门螺杆菌突变基因检测，如果有突变基因（即突变携带者）则给予除克拉霉素以外的其他抗生素方案，如果没有突变基因（即未携带突变者）则给予克拉霉素方案。其他药物的耐药基因目前也比较明确，但由于突变位点较多，突变与临床耐药之间的关联性较差等原因，目前用于基因检测还较为困难。

上述两大类药物敏感试验在幽门螺杆菌治疗中的作用评价不一。该方法行之有效，可使初始治疗患者根除率提高约10%，复治患者提高10%～20%，但检测方法较为繁琐，费用较高，其准确性和可获得性影响推广应用，成本—效益比尚需评估，国内《第五次全国幽门螺杆菌感染处理共识报告》及《幽门螺杆菌感染处理的马斯特里赫-5/佛罗伦萨共识》中都推荐，但到底适用于初治前，补救前，还是三线治疗前，目前仍有争议。基于药物敏感试验的根除治疗方法费时、费力、费钱，目前不具备推广条件，故经验性治疗仍是当前最主要的治疗方法。

32. 免疫治疗
开始进入人体临床试验研究阶段

免疫治疗是指运用疫苗对已感染个体进行免疫接种，从而达到根除感染微生物的目的。幽门螺杆菌对人体的侵害为一种慢性感染，可引起持久性免疫炎症性病理反应，机体对幽门螺杆菌的免疫反应处于耐受或麻痹状态。

常规的治疗性抗原或疫苗可诱导机体产生新的免疫应答，但极难打破原有的免疫耐受和引发治疗性清除幽门螺杆菌的免疫反应。基础免疫研究与疫苗发展的经验显示，免疫预防感染与免疫根治感染的机制是极不相同的，但就预防与治疗性疫苗研发的难易程度与效果方面，前者优于后者。因此，应积极鼓励与加大预防性幽门螺杆菌疫苗的研制。迄今为止国内外已有多个幽门螺杆菌疫苗开始进入人体临床试验阶段，但目前尚无商品化幽门螺杆菌疫苗上市（图4-7）。

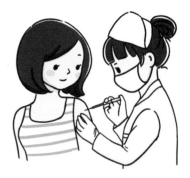

图 4-7 疫苗在人体试验阶段

33. 中医中药治疗
清热解毒有疗效

（1）单味中药

对于单味中药根除幽门螺杆菌作用的研究报道日益增多，经大量研究对幽门螺杆菌有明显抑制或杀灭作用的中药单味药的范围逐步扩大。目前对于单味中药的根除幽门螺杆菌作用存在两大观点：一是主张清热解毒为主，一是主张扶正祛邪为主。而多数试验表明清热解毒中药在根除幽门螺杆菌治疗中更具优势。

有学者观察200种不同性味不同作用的中药对幽门螺杆菌的抑制作用，发现28种中药具有不同程度的抑菌作用，这些具有根除幽门螺杆菌作用的中药多集中于清热燥湿、解毒温中、健脾益气、活血化瘀和行气解郁几大类中药。① 清热燥湿解毒药主要有：黄连、黄芩、大黄、黄柏、金银花、连翘、板蓝根、大青叶、青黛、土茯苓、蒲公英、白花蛇舌草、鱼腥草、紫花地丁、白头翁、秦皮、鸦胆子等；② 温中健脾益气药主要有：桂枝、吴茱萸、高良姜、甘草；③ 活血化瘀药主要有：延胡索、丹参、三七、归尾、乳香、山楂；④ 行气解郁药主要有：柴胡、厚朴、枳实、陈皮、玫瑰花等；⑤ 补益药主要有：白芍、黄芪、艾叶、豆蔻、远志、金樱子等。

在以上这些具有根除幽门螺杆菌作用的中药中，尤以黄芩、黄连、大黄、黄柏、桂枝、地丁、玫瑰花、土茯苓、高良姜、山楂等抑菌作用明显。大黄具有减少胃液分泌，降低胃游离酸及胃蛋白酶活性，清除幽门螺杆菌，减轻炎症程度，改善溃疡部位微循环，有利于溃疡愈合的作用。黄连抗菌谱较广，对幽门螺杆菌抑制最强，并能对抗乙酰胆碱，有解痉作用。三七不仅杀菌作用较强，且通过改善胃黏膜微循环而加速萎缩肠化生或增生组织病理逆转。

（2）复方制剂

为寻求符合中国特色的幽门螺杆菌治疗方案，开创治疗新路径，2018 年 9 月国内发布《全国中西医整合治疗幽门螺杆菌相关"病–证"共识》。本共识结合了现代西医的治疗手段和传统中医的辨证施治理念，将西医的"病"和中医的"证"整合处理，符合整合医学理念，具有循证医学证据，强调个体化治疗，体现中国特色。据报道根除率或清除率可达 80%。有学者将根除幽门螺杆菌复方制剂与质子泵抑制剂三联方案合用，幽门螺杆菌根除率高达 96%。不过这样高的根除率能否在临床实际中复制尚需进一步观察研究。但无论如何，在目前幽门螺杆菌耐药菌株不断增多的情况下，中西药结合可能是以后幽门螺杆菌治疗研究的一个方向。

34. 食用大蒜有治疗幽门螺杆菌的作用吗？
体外有效，体内尚有争议

大蒜又叫胡蒜、葫等，是百合科多年生草本植物大蒜的干燥鳞茎。它是植物性广谱抗生素。大量的体外实验已经证明了蒜具有根除幽门螺杆菌作用：大蒜对幽门螺杆菌的抑制作用随其溶液浓度的升高而增强，且抑菌作用与剂型密切相关，以鲜大蒜汁的抑菌作用最为明显，大蒜提取液也有较强的抑菌作用，大蒜素片较弱，而大蒜油丸则无抑菌作用。大蒜体外根除幽门螺杆菌研究已取得肯定的结论，而体内作用尚有争议。近年来国内外学者对大蒜的根除幽门螺杆菌感染进行了一系列临床实验，根除率并不令人满意，可能是受大蒜不同成分的影响，人体内环境与体外环境不同，体外的药敏试验与临床疗效常常有较大的差异，很多药物在胃腔内酸性环境中活性降低或在幽门螺杆菌定居的黏液层和胃小凹内仅达到亚抑菌浓度，不能有效杀菌，因此大蒜体内根除幽门螺杆菌的作用有待进一步地研究。

随着幽门螺杆菌耐药性的增强，寻找新药治疗幽门螺杆菌感染已成为一项重要的研究课题。由于大蒜是一种价廉方便易得的天然植物，与其他根除幽门螺杆菌药物联用有协同作用，且未发现细菌对大蒜的耐药性，因此食用大蒜有望为治疗幽门螺杆菌感染开辟一条新的途径，特别在用于大规模的人群防治方面有着十分广阔的应用前景。

35. 饮酒有治疗幽门螺杆菌的作用吗？
既不增加也不降低幽门螺杆菌感染的风险

既然大蒜有根除幽门螺杆菌作用，那酒精也会有同样的效果吗？目前的研究表明，饮酒与幽门螺杆菌感染没有明确的关联，饮酒既不增加也不降低幽门螺杆菌感染的风险。值得注意的是，饮酒可能会加重幽门螺杆菌感染者的胃黏膜损伤。

饮酒对身体的不利影响不仅限于消化系统。英国《柳叶刀》杂志 2018 年发表了一篇关于饮酒风险的研究报告，该项研究涉及全球多个国家，总人数达 60 万人。结果表明，喝酒不光没有"治病"可能，还会"致病"，压根不存在"少喝点没事""低度酒没事""少喝点对心脑血管有益"等民间说法的循证医学依据。心力衰竭、脑卒中、痴呆及各种癌症等的发生，都和饮酒（酒精）密切相关。该项研究证实，喝酒减寿，男性比女性减寿得还要厉害些，越年轻的饮酒者受影响越大。对于 40 岁左右的饮酒者，"适量喝点"，即每周摄入酒精量 200～350 g，预期寿命会减少近 2 年（备注：两罐 500 mL 装啤酒的酒精含量约 50 g）；而对于"作死"者，即每周摄入酒精量大于 350 g，预期寿命会减少近 5 年；即使是"少喝点"，即每周摄入酒精量 100～200 g，依然会减寿近半年（图 4-8）。

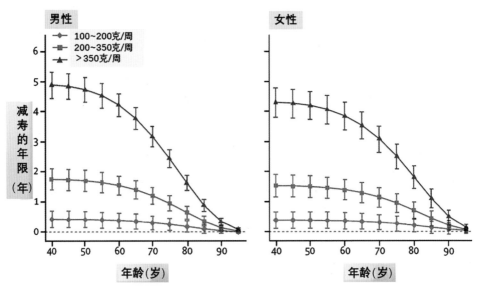

图 4-8 评估不同性别和年龄的饮酒者每周饮酒量（酒精摄入量）与余生的减寿关系

因此，劝告大家切勿贪取杯中酒。

小知识

根除幽门螺杆菌，就可以治疗"胃病"了吗?

大部分胃溃疡或十二指肠球部溃疡患者及一部分器质性消化不良患者根除了幽门螺杆菌可以起到很好的效果，但幽门螺杆菌并不会在每个"胃病"患者的胃里发现，这说明导致"胃病"的原因是复杂、多元的，幽门螺杆菌只是其中一个病因，胃黏膜的损害还与饮食、生活习惯、情绪、药物的不良反应以及其他系统疾病等密切相关，所以治疗"胃病"，应该先诊断明确病因，再给予针对性治疗，并不是根除幽门螺杆菌就可以解决"胃病"的所有问题。

36. 面对幽门螺杆菌感染者，医生该如何正确应对
"见菌就杀""无症状不治疗"都是不规范的

（1）确认感染

确定患者是否真的感染上了幽门螺杆菌，要符合诊断幽门螺杆菌感染的临床诊断标准。一部分基层医疗单位简单地把幽门螺杆菌抗体检测阳性作为诊断幽门螺杆菌感染的标准显然是不准确的。

（2）确认指征

确定患者有无根除幽门螺杆菌的指征。"见菌就杀"是很不严肃的，也是对病人不负责任的表现；而感染者没有症状就不给予根除治疗也是不规范的表现，要结合患者实际情况综合评估后进行处理，同时要引导患者正确认识幽门螺杆菌。

（3）了解病史

仔细询问患者的用药史及治疗史，初步确定患者是"初治"还是"补救"治疗，是"再感染"还是"复发"，可能对哪些药物有耐药性，并结合当地药物的可获得性及患者的支付能力，进而选择一个相对合理的幽门螺杆菌根除方案。

（4）定期复查

根除幽门螺杆菌治疗结束1个月后选择正确的方法复查，确定幽门螺杆菌是否被根除。

（5）宣教防治

告诉患者如何预防幽门螺杆菌再感染。

37. 哪些患者不宜根除幽门螺杆菌？
根除治疗也有例外

目前国内外的共识和指南都明确指出：除非有抗衡因素，对所有幽门螺

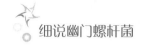

杆菌感染者均应予以根治。那么什么是抗衡因素呢？换句通俗的问法就是，哪些患者不宜根除幽门螺杆菌呢？

（1）伴发严重疾病

例如恶性肿瘤、老年痴呆、精神类疾病、肝／肾／心等重要脏器功能衰竭或更加严重的疾病。

（2）高龄

80岁以上的高龄是根除幽门螺杆菌的抗衡因素，但具体多少年龄以上的老年人不需要根除幽门螺杆菌，目前尚无定论，需要根据老年人全身状况、期望寿命、伴随疾病及家庭情况等因素具体分析而定。研究表明，在60岁以上人群中开展幽门螺杆菌根除，其降低胃癌发病率的效果要在根除幽门螺杆菌10年后才能显现。举个例子，如果患者是70岁老年人，全身重要脏器无严重疾病，结合期望寿命考虑，根除幽门螺杆菌对其预防胃癌的发生仍然是有益的。如果患者是80岁老年人，结合期望寿命考虑，根除幽门螺杆菌对其本身预防胃癌来讲已获益不大，但仍能减少传染源，防止其对其他家庭成员的传染。而如果患者是一位年过80岁的独居老人，那就或许没有必要根除治疗了。

（3）儿童

2015年中国儿童幽门螺杆菌感染诊治专家共识明确指出，对于14岁以下儿童除非有明确指征，否则不作幽门螺杆菌筛查和治疗。幽门螺杆菌筛查主要针对18岁以上的成年人。

（4）其他

胃食管反流病、肥胖、炎症性肠病、过敏性疾病、哮喘等患者是否要根除，目前意见不一，争论较大。

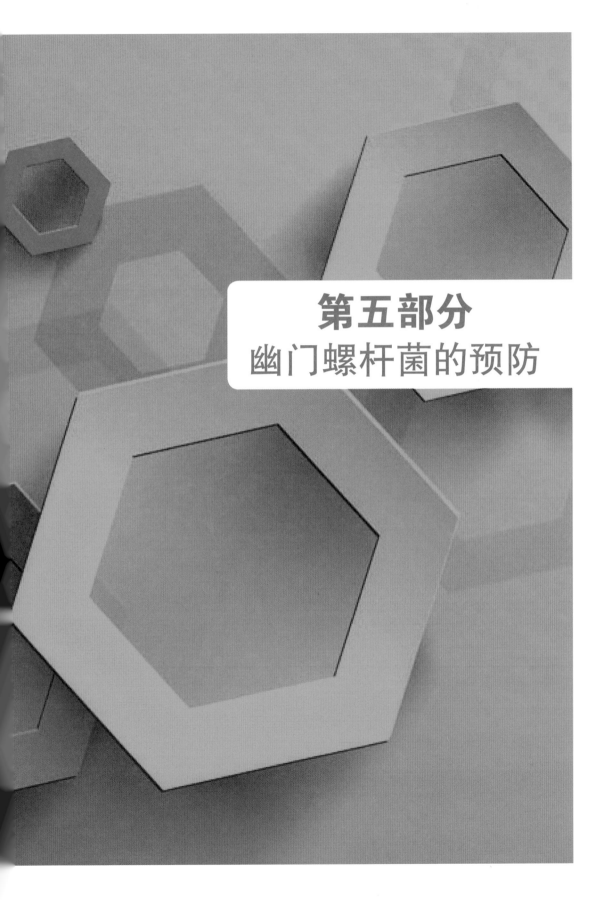

第五部分
幽门螺杆菌的预防

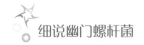
1. 一旦感染，伴您终生吗？
"伴您终生"并不可怕

现已明确，幽门螺杆菌感染是人类最常见、感染率最高的慢性感染（传染）性疾病之一，在国内普通人群中，几乎有一半的人群会感染幽门螺杆菌，其中70%以上无不适症状，大多数感染者相安无事，甚至胃镜检查亦无明显异常，这就是幽门螺杆菌的携带状态或携带者。幽门螺杆菌携带者虽无明显临床症状，但他们是幽门螺杆菌的"贮存源"，有传染性，而且幽门螺杆菌感染后人体产生的免疫反应不足以将其从体内自然清除。因此，除非进行正规地根除治疗，否则幽门螺杆菌将伴您终生。但如果没有严重的幽门螺杆菌相关性疾病及幽门螺杆菌根除适应证，"伴您终生"并不可怕。

2. 感染后的结局
感染后的疾病转归和结局难以提前预测

幽门螺杆菌感染后会造成不同的结局，这是近几年来幽门螺杆菌研究的热点问题之一。有的幽门螺杆菌感染者会患胃病，甚至发展为胃癌，有的幽门螺杆菌感染者终生处于携带状态，无任何不适症状。尽管国内外的专家共识认为：幽门螺杆菌感染后的疾病转归和结局难以提前预测，但出现不同的结局可能与以下三个方面的因素有关：① 幽门螺杆菌菌株致病性的差异；② 幽门螺杆菌感染后个体反应的差异；③ 非幽门螺杆菌因素的协同作用。

3. 幽门螺杆菌感染的家庭聚集现象
在我国非常普遍，应引起重视

幽门螺杆菌感染的家庭聚集现象是指全部或大多数家庭成员感染上了同一

种类型的幽门螺杆菌。这一现象在我国非常普遍，是幽门螺杆菌经口—口传播的有力证据。幽门螺杆菌感染可以在父母与子女间及同胞间传播，也存在配偶间及儿童与成人之间的传播。研究表明，家庭中的孩子数量可增加家庭成人成员感染幽门螺杆菌的危险性，提示孩子是一个额外的传染源，可能由于家庭与外界密切且频繁的身体接触所致（图5-1）。

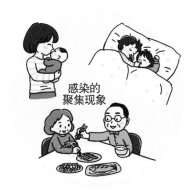

图 5-1　感染的聚集现象

（1）家庭中的密切接触

许多研究表明家庭中的密切接触，尤其是童年期与幽门螺杆菌感染者的密切接触与幽门螺杆菌感染密切相关，并且以儿童之间的相互传播为主。幽门螺杆菌感染常常由于儿童期人与人之间的密切接触而获得，并且持续至成年。童年时家中兄弟姐妹多，曾经居住在拥挤的住房中，或者与他人共用卧室或一张床者，幽门螺杆菌感染率高，另外婴儿期人工喂养者比母乳喂养者更易获得幽门螺杆菌感染。在托儿所、幼儿园度过时间长且与其他小伙伴密切接触的儿童更易获得幽门螺杆菌感染。

（2）共同的生活习惯和暴露于共同的传染源

幽门螺杆菌感染的家庭聚集，除了与家庭中的密切接触有关外，家庭成员共同的生活习惯和暴露于共同的传染源也是重要原因之一。

（3）遗传因素

遗传因素在幽门螺杆菌感染的家庭聚集中也起着一定作用。

4. 幽门螺杆菌感染的预防措施
注射幽门螺杆菌疫苗是最佳措施

预防措施应该从三个方面入手。

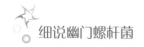

（1）保护易感人群

幽门螺杆菌感染有家庭聚集倾向，家人间的亲密接触是重要原因，应避免家人间相互夹菜、共用餐具茶杯等。学校及幼儿园也是高发区，儿童及学生应注意个人卫生及环境定期清洁消毒。幽门螺杆菌胃炎是感染（传染）性疾病，抗生素选择范围有限且易耐药，因此最好的保护措施是应用幽门螺杆菌疫苗。大力开展健康教育，全民养成良好的卫生习惯。

（2）控制传染源

幽门螺杆菌现症感染者是最主要的传染源，对家庭及社会都有潜在传染性，按照《幽门螺杆菌胃炎京都全球共识》都应根除治疗。

（3）切断传播途径

切断胃—口、口—口、粪—口等传播途径，注意个人卫生，尤其注意医源性传播（如胃镜、活检钳等），做好个人防护工作（如戴口罩、戴手套等）。加强控制水源性传播，因为幽门螺杆菌可以在自来水中存活4～10天，河水中存活3年，注意饮水卫生，宜饮用开水。

5. 口腔里的幽门螺杆菌
接吻增加幽门螺杆菌传染的机会

许多研究报道在唾液或牙垢斑中检测出或培养出幽门螺杆菌。患者口腔中的幽门螺杆菌与其胃内幽门螺杆菌是一致的，说明口腔中的幽门螺杆菌来自胃内。那么，胃黏膜上皮细胞表面的幽门螺杆菌是如何到达口腔的呢？胃黏膜细胞的持续更新，幽门螺杆菌随更新下来的黏膜上皮细胞不断脱落入胃腔，在发生生理性或病理性胃食管反流时，幽门螺杆菌便进入了口腔。口腔中的幽门螺杆菌是暂时还是长期寄住，尚有争议，多数学者认为幽门螺杆菌在口腔是"暂时寄住"的过路菌，有学者认为口腔也是幽门螺杆菌的一个"贮存源"，在作幽门螺杆菌根除时，口腔中的幽门螺杆菌也要消灭掉。因此，在生活中，夫妻或恋人间的接吻在增进感情的同时也可能增加幽门螺杆菌传染的机会，需加强预防和控制。

6. 粪便里的幽门螺杆菌
注意饮水及饮食卫生

已有许多研究报道在粪便中培养出了幽门螺杆菌，并且与其胃内幽门螺杆菌菌株是一致的（图5-2）。这很容易理解，幽门螺杆菌随更新下来的胃黏膜上皮细胞脱落入胃腔，胃内容物最后要到达肠腔进入粪便，但正常人十二指肠液对幽门螺杆菌有很强的杀灭作用，一般幽门螺杆菌难以通过这一屏障而存在于粪便中，目前推测可能与下列因素有关：① 大量饮水或进食使十二指肠液稀释；② 胃肠蠕动过快，胃内容物在十二指肠停

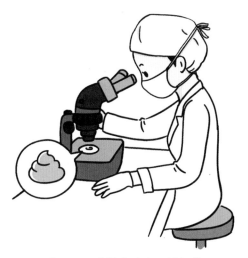

图5-2　粪便中的幽门螺杆菌

留时间太短；③ 使用药物使胃酸、胆汁及胰液分泌减少。

有研究报道，采用PCR技术在水（自来水或井水）、土壤、苍蝇和牛粪中发现了幽门螺杆菌特异的DNA，且与标准幽门螺杆菌高度同源（96%～100%），这提示幽门螺杆菌可能存在于自然环境中，自然环境也是可能的传染源。但目前尚无从环境中培养鉴定出幽门螺杆菌的报道。所以在预防中，应注意饮水及饮食卫生。

7. 防止幽门螺杆菌在人群中传播
各个层面需要共同努力

见图5-3

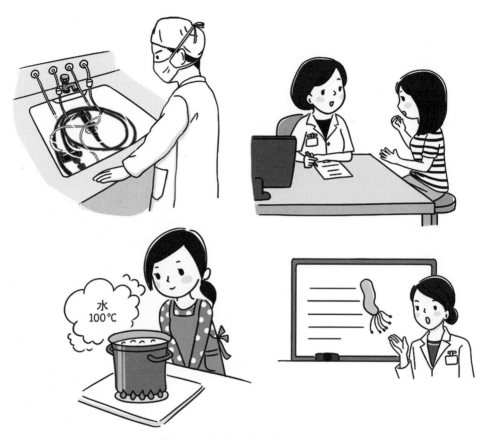

图 5-3 各层面共同努力预防

（1）普通人群应注意

1）倡导分餐制　同吃一桌饭菜时需要使用公用餐具按需分配后食用。

2）切忌嘴对嘴喂食　家长不要用嘴对嘴的方式给婴儿喂食或将咀嚼后的食物喂养孩子。

3）注意消毒　加强餐具消毒，尤其是治疗期间。高温可以杀灭幽门螺杆菌，用沸水煮沸 10～15 分钟即可。

4）避免家庭感染　家庭成员如有幽门螺杆菌感染应同时作根除治疗。

5）注意口腔卫生　治疗胃部幽门螺杆菌感染时，应同时做好口腔卫生、定期换牙刷。

（2）学校、幼儿园及卫生防疫部门应注意

1）避免集体传染 及时清除儿童或学生的呕吐物，加强集体生活儿童或学生的卫生管理和宣教。

2）管理到位 加强粪便管理及食品卫生管理。

（3）医疗卫生单位应注意

1）彻底治疗 初次治疗时选用疗效好的药物和方案，尽量彻底治疗。

2）避免医源性传播 胃镜及活检钳在检查患者后，必须用流水冲洗，然后用戊二醛浸泡，以彻底消除幽门螺杆菌，阻断幽门螺杆菌的医源性传播。

只有各个层面共同努力，才能降低幽门螺杆菌感染率，防止相关疾病的发生发展。

8. 免疫接种预防幽门螺杆菌
有效的疫苗是预防感染的最佳措施

我国人口众多，幽门螺杆菌感染率高，通过药物疗法根除幽门螺杆菌经济负担重，绝非最佳方法，而且随着根除幽门螺杆菌药物的广泛应用，硝基咪唑类（甲硝唑等）及新一代大环内酯类（克拉霉素等）的耐药菌株逐年增加，原来无幽门螺杆菌耐药性的药物如阿莫西林、四环素、呋喃唑酮（痢特灵）等也有耐药株出现，原来幽门螺杆菌根除率很高的方案，由于耐药幽门螺杆菌的逐渐增加，幽门螺杆菌根除率逐年下降，此外，还面临着复发及再感染等问题，因此基于经验的药物疗法根除幽门螺杆菌面临的困难越来越多。显然，在中国要预防幽门螺杆菌感染乃至最终彻底消灭幽门螺杆菌，唯一可行的方法就是免疫接种。疫苗接种通过有效地调动机体的免疫系统，克服细菌对宿主的免疫逃避来达到预防感染和消除已感染细菌的目的，既经济又简便，可在人群中大规模应用，并且对耐药幽门螺杆菌仍然有效。因此，研制出安全有效的幽门螺杆菌疫苗一直是令众多幽门螺杆菌研究者兴奋不已并不断追求的目标。幽门螺杆菌疫苗研究的早期，许多人持怀疑态度，但现在已

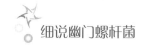
成为全球研究的热点，并取得了显著进展。2015 年国内幽门螺杆菌疫苗的研究已进入 3 期临床试验，相信不久的将来，安全、有效和商品化的幽门螺杆菌疫苗可能应用于临床。

9. 关于胃癌，公众需要知晓的问题
我国是胃癌高发国家

公众知晓胃癌危害和预防胃癌的相关知识，有助于推动胃癌预防。公众需要知晓的一些问题是：我国大陆整体属于胃癌高发区，尤其辽宁庄河、山东临朐、福建长乐、甘肃武威等地区为胃癌特高发区；我国发现的胃癌多数是晚期，预后差，早期发现并及时治疗预后好；早期胃癌无症状或症状缺乏特异性，内镜检查是早期发现胃癌的好方法；根除幽门螺杆菌可降低胃癌的发生率，尤其是早期根除；有胃癌家族史者是胃癌发生高风险个体；纠正或避免高盐、吸烟等不良因素，和补充新鲜蔬菜、水果都很重要。

幽门螺杆菌感染是一种基于家庭和人群传播的疾病，随着临床实践和认识的深入，国内于 2021 年 4 月最新发布了《中国居民家庭幽门螺杆菌感染的防控和管理专家共识（2021 年）》。本共识提出了"以家庭为单位防控幽门螺杆菌感染"的新策略，进一步对我国居民家庭幽门螺杆菌感染和相关疾病的防控提供建议，便于指导临床医师、社区和家庭医生对家庭幽门螺杆菌感染的诊治和管理，从而对我国防控幽门螺杆菌感染、预防胃癌的发生、改善居民健康状况起积极作用，也符合我国人民日益增长的美好生活需求。

幽门螺杆菌感染不仅是一个临床问题，更是一个公共卫生层面的健康管理问题，根除幽门螺杆菌预防胃癌的策略是健康中国的长期策略之一，只要政府部门重视、医务人员积极行动、公众提高对胃癌预防知识的知晓，将胃癌的一级预防与二级预防有效地结合起来，消灭胃癌的目标就一定能实现。